罕见病患者和他的家庭有和别人不一样的生活内容和生活节奏，但是他们从来没有放弃过上像普通人一样生活的信念。

生而不凡

百位罕见病患者影像

摄影　　熊先军

组织　　中国罕见病联盟
编写　北京病痛挑战公益基金会

人民卫生出版社
·北京·

"罕见病"三个字，意味着什么？翻开熊先军先生的这本影像集，答案不言自明。这里有 100 个走过风雨后的微笑，100 种憧憬着未来的眼神，100 张平静中诠释尊严的脸庞，他们，代表着国内 2 000 余万罕见病病友，也代表着每一个平凡的你我。

罕见病虽发病率低，却涵盖近 8 000 种疾病，全球约有 3 亿罕见病患者，从儿童时期发病的超过 50%，还有些罕见病会在青年、中年时期发作，如许多人熟悉的"渐冻症"。罕见病可能发生在任何一个家庭，是全人类要共同面临的健康挑战。绝大多数罕见病病友，曾经长期面临确诊难、治疗难、用药难、负担高等重重困境，因病致残、因病返贫的情况十分普遍。在漫漫人生路中踽踽独行的他们，并没有抱怨，而是如书中影像展示的：相信希望，执着向前。

我和熊先军先生在年轻时就认识，三十多年前，我们都在卫生系统工作，后来他又先后到社会保障、医疗保障等相关部门工作，为推动国家医疗保障特别是罕见病的保障范围、保障机制作出了积极的贡献。退休后，本该安享人生的他拿起了相机，记录的不是花鸟鱼虫、生活之乐，而是一个藏在心中多年的愿望。

当他平静地道出，要拍摄 100 位、100 种罕见病的病友影像时，我们一拍即合，中国罕见病联盟全力支持。拍摄 10 位、20 位罕见病患者并不难，但当这个数字是 100 时，无疑是具有一定挑战的，而且，遭受罕见病折磨的病友们，愿意出镜吗？惊喜的是，当我们将这一计划告知广大病友、病友组织后，大家非常踊跃地报名，很多病友都愿意在镜头前，让公众见证自己的美丽与骄傲。

两年间，熊先军先生足迹遍布祖国大地，通过摄像机镜头给患者带去一份值得珍藏的礼物，通过影像让公众走进罕见生命的精彩世界。

熊先军先生力求完美，为了记录病友们最好的状态，他会耐心地与患者进行交流，通过分享拍摄遇到的趣事拉近与患者的距离，抓拍患者最美好的瞬间。他常常要带着灯具等设备，自己肩扛手提，兴致勃勃地赶赴拍摄地点。我从未听到他道过一句疲惫，而是不停讲述患者们的坦诚、大方、乐观，带给了他多少感动。这项看似庞大的计划，在患者们的一声声"谢谢"中，一步步从理想走向现实，最终圆满完成。积跬步，以至千里；积小流，以成江海。回顾这一过程，不正是罕见病事业的缩影嘛！

近些年来，党和国家对罕见病群体的关心，正在让患者们绽放越来越多的笑容。2018 年，国家发布《第一批罕见病目录》，此后，建立全国罕见病诊疗协作网、将多款罕见病药物纳入国家医保药品目录、鼓励罕见病药物研发等多项支持政策不断出台。2023年，《第二批罕见病目录》业已发布。

2018年10月成立的中国罕见病联盟，坚持以患者为中心，开展提升诊疗能力、推动政策落地、关心关爱患者等一系列行动，助力病友紧迫问题的解决，推进罕见病诊疗与保障体系的不断完善。随着我们工作的开展，愈发能体会到，曾经罕见病病友的独行之路，正汇聚着越来越多如熊先军先生的爱心力量，告诉病友：未来别担心，我们一起前行！

现在，希望你静静打开这本影像集，通过这一张张并不罕见的面容，了解相应的罕见病知识与主人公故事，与一段段在病痛中诠释不凡的人生交汇。

爱不罕见，关注，就是对罕见生命最温暖的支持。

———

李林康

中国罕见病联盟执行理事长

2023 年 8 月 30 日

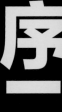

序二

我们每个人的生命，由每个人的基因所主宰，无论是你的长相、体格，还是健康。人类在不断进化着，已经有几十万年的时间。人类进化的过程就是人类基因不断突变的过程，不断地基因突变使得人们适应着不断变化的环境，使我们人类更加聪明、智慧和健康，这是人类进化的主流方向。但基因的突变，也并不总是顺应人类进化方向的。有些基因突变会引起人们身体一系列的代谢障碍，阻碍人的正常发育和健康成长，继而产生各种各样的疾病。这是绝大多数罕见病产生的原因。

如何理解罕见病，如何对待罕见病患者，随着人类社会的发展而不断变化。人类社会一直对弱者怀有恻隐之心，这是人类同理心的驱使。

中国是社会主义国家，中国式的现代化，更要体现国家和社会对每一个社会成员关怀和照顾，使每一个社会成员都过上幸福的生活，这是我们共同富裕所追求的目标。罕见病很罕见，但在中国这样一个人口大国，罕见病患者并不少见。据有关方面估计，我国罕见病患者达 2 000 万人。党的十八大以来，党中央、国务院高度关注罕见病患者的诊疗、用药和保障问题。经过各方面的努力，在罕见病诊疗技术、罕见病用药研发和审批、罕见病医疗保障等方面出台了不少政策，采取了许多积极有效的措施。但目前对罕见病患者的关爱和帮助，距离党中央的要求和广大罕见病患者的期待还有很大的差距。

罕见病患者需要全社会给予高度的重视。本画册的作者——熊先军先生是中国医疗保障制度改革的亲历者，参与了中国医保重大改革政策的制定。同时，他用镜头向大家展示了 100 位罕见病患者的精神面貌。这些患者在镜头前表现出了他们乐观向上的精神，直面病痛的勇气，对幸福生活的向往，对战胜疾病的信心。同时，也表达了他们对全社会关注的期盼，对医药科技进步的期许，对获得更好的医疗保障的愿望。他们并不需要同情，他们只是希望得到和我们普通人一样的健康权利。无论罕见疾病为这些患者定义了什么样的生命长度，但通过全社会的关爱和帮助，以及他们自身的努力，他们的人生将与我们同样精彩。

请对罕见病患者给予关注、关爱和帮助。

———

张定宇

湖北省卫生健康委员会副主任、"人民英雄"国家荣誉称号获得者

2023 年 8 月 11 日

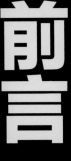
前言

关于"生"，我的脑海里时常会浮现出生产、生命、生存、生活、一生等众多相关的词。

拍摄 100 位罕见病患者，在拍摄中与他们交谈及拍摄后处理他们的照片的时候，我脑海中出现最多的字就是"生"，我不断思考"生"的含义。但遗憾的是，我仍然没有找到答案。

从医学角度来讲，我们只是一个精子与一个卵子的结合，来源于父母各自一半遗传物质的组合。经过十月怀胎，我们来到这个世界上。人类 99% 以上基因是相同的，这就决定了我们所有人的基本构造和生理特征的一致，但不到 1% 的基因差异，决定了人与人之间在相貌、外形和体格的差异，正像世界上没有两片相同的树叶，人类也不存在完全相同的两个人。对绝大多数人来讲，他们有一个共同的特征，就是他们会被冠以"健康人"的名称来到这个世界。却有极少数的人，或者由于父母基因的遗传，或者自身的基因突变，他们出现了严重影响健康的代谢障碍，他们被称为"罕见病患者"。纵观人类发展历史，人类保持了 99% 基因的稳定，总是有不到 1% 的基因突变，这些突变有的是好的，这些好的突变被保留下来，促进了人类不断进化。

罕见病患者绝大多数是带着患病的基因来到这个世界，他们的生命长度平均值，没有我们一般人长，还可能会有身体的残障；但是他们坦然地面对自己的疾病，积极地融入社会，愉快地生活着。

罕见病患者及其家属一直在为生存奋斗着。罕见病患者出生后慢慢出现症状，他们的父母就开始了求医问药的旅途。据相关统计数据，他们平均要看 5 家医院、花 4.6 年才能得到确诊。确诊是父母为孩子求得生存的第一步。生存的第二步，就是要获得一个治疗方案，是否有特效药是他们最为关心、但对绝大多数家长来说是最绝望的事情，因为绝大多数罕见病无药可治。治疗过程中父母从迷茫、到绝望、到坦然、再到希望，基本成为罕见病父母的心路历程，他们最后都选择在希望中采取一切可能的办法尽可能地延长孩子生存的时间。期盼治疗手段被纳入医保，这是患者追求生存的第三步。对于那些有特效药的罕见病患者的家庭来说，在对治疗充满希望的同时，对于部分家庭，也可能是噩梦的开始，昂贵的药品价格让他们望而却步，面临艰难的选择。爱心和社会道德的压力，迫使家庭承担费用极高的药物，而使得家庭陷入贫困，他们迫切需要社会的帮助。对于绝大多数患者，医保极大地减轻了用药的负担，但仍有纳入医保、价格昂贵的药品，患者家庭依然要承担较高的个人自付费用，每年可能需要 5 万~9 万元，并由此陷入贫困。罕见病患者的生存压力，不仅仅是罕见病家庭自己的事情，还是一个国家和社会需要考虑和解决的事情。

罕见病患者和他的家庭有和别人不一样的生活内容和生活节奏，但是他们从来没有放弃过上普通人一样生活的信念。几乎每种疾病的患者，都建立了自己的组织。在这个组织中，他们相互交流疾病的知识、治疗的经验，同时，他们更多的是相互鼓励、相互慰藉、相互帮助，通过抱团取暖，使得他们的生活充满了希望，充满了友谊和爱。通过这些自发的组织，他们也会收集患者及家属对社会管理者的意见，为了自身的权益向社会管理者提出自己的需求和意见建议——像普通人一样的生活。

无论罕见病患者生命有多长，无论罕见病家庭的生活有多么的艰难，他们和我们所谓的"健康人"一样，都希望有一个快乐的人生，能够有尊严地度过一生，能够一生生活幸福。但无论是罕见病患者还是我们健康人群，有多少人能够实现这些人生的目标呢？

我们都是芸芸众生中来来去去的过客。对于罕见病患者来讲，他们是带着基因缺陷而生，他们一直在为生存而努力，满怀期望或平淡地生活着，和所有人一样度过平凡且宝贵的一生。

———

熊先军

2023 年 10 月

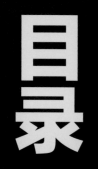

相信 希望

执着 向前

百位
罕见病 患者

影 像

甲基丙二酸血症

○○一

于竣亦 三岁半

"害怕"蛋白质的宝宝

甲基丙二酸血症又称甲基丙二酸尿症，是我国最常见的常染色体隐性遗传的有机酸代谢病，由甲基丙二酰辅酶 A 变位酶或其辅酶钴胺素代谢缺陷所导致。据估算，我国新生儿患病率约 1/28 000，北方有些地区可高于 1/10 000。通常发病年龄越早，急性代谢紊乱和脑病表现越严重。新生儿期发病者多在出生后数小时至 1 周内出现急性脑病样症状，病死率高。儿童期发病者多在 1 岁以内，如不及时治疗，可导致智力和运动发育迟缓、落后和倒退，可伴发血液系统、肝脏、肾脏、皮肤和周围神经受累。成人患者首发症状可为周围神经病变和精神心理异常等。目前主要治疗方案为长期使用特殊医学用途配方食品、辅助代谢类药物及康复训练。

于竣亦出生十多天后确诊，与父母和姥姥同住。家庭没有稳定收入，患儿父亲现在只是打零工，母亲在家照顾孩子。患儿目前食用特殊医学用途配方奶粉、特殊医学用途配方食品。服用药物为左卡尼汀、精氨酸和谷氨酸。患者发育迟缓，平时定期接受康复训练。

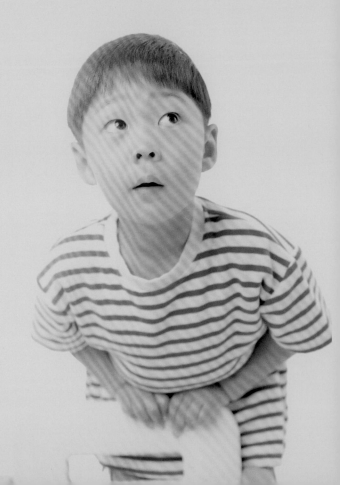

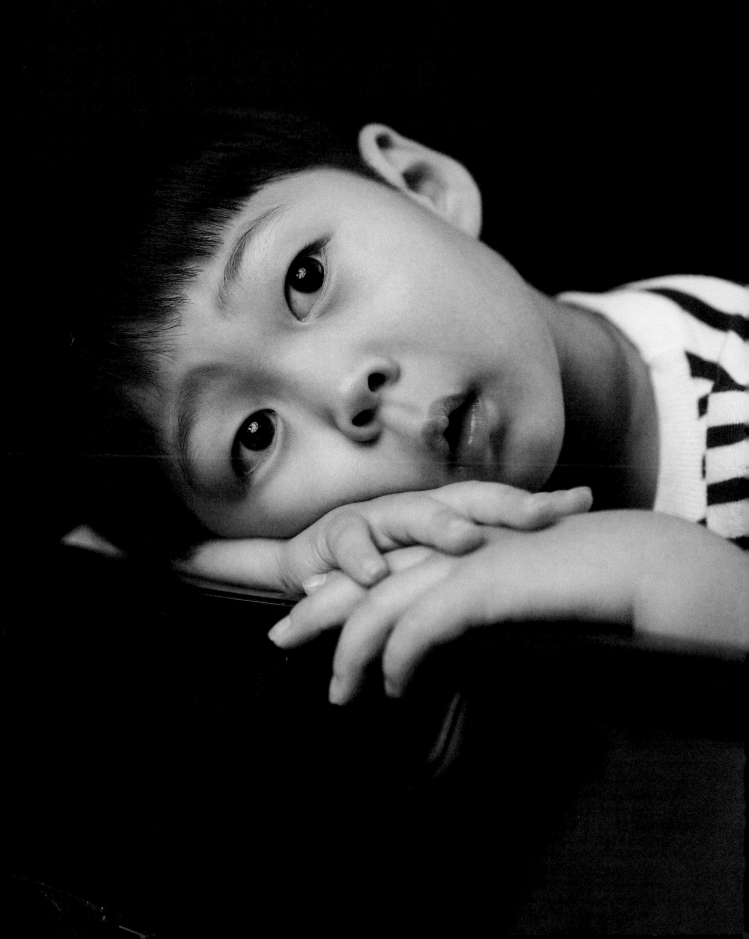

假肥大性肌营养不良

进行性

爱心给我力量

进行性假肥大性肌营养不良又称迪谢内肌营养不良，属于国家罕见病目录中进行性肌营养不良的一种，是一种 X 染色体隐性遗传疾病，主要发生于男孩。据统计，活产男婴发病率约为 1/3 500。患者在学龄前就因骨骼肌不断退化导致肌肉无力或萎缩，行走困难；多数在 12 岁左右会丧失独立行走能力；30 岁左右可能会发生心肺功能衰竭，危及生命。目前无特效治疗方案。

胡星铄 5 岁半时确诊，和父母一起生活。患者口服激素药物和接受康复锻炼。母亲在家陪护患者，父亲在外工作。每年复查后去康复科调整康复方案，再回家自行锻炼。

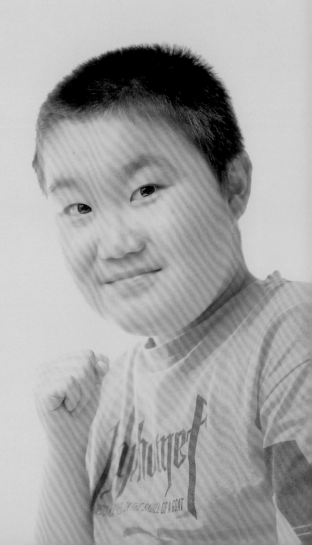

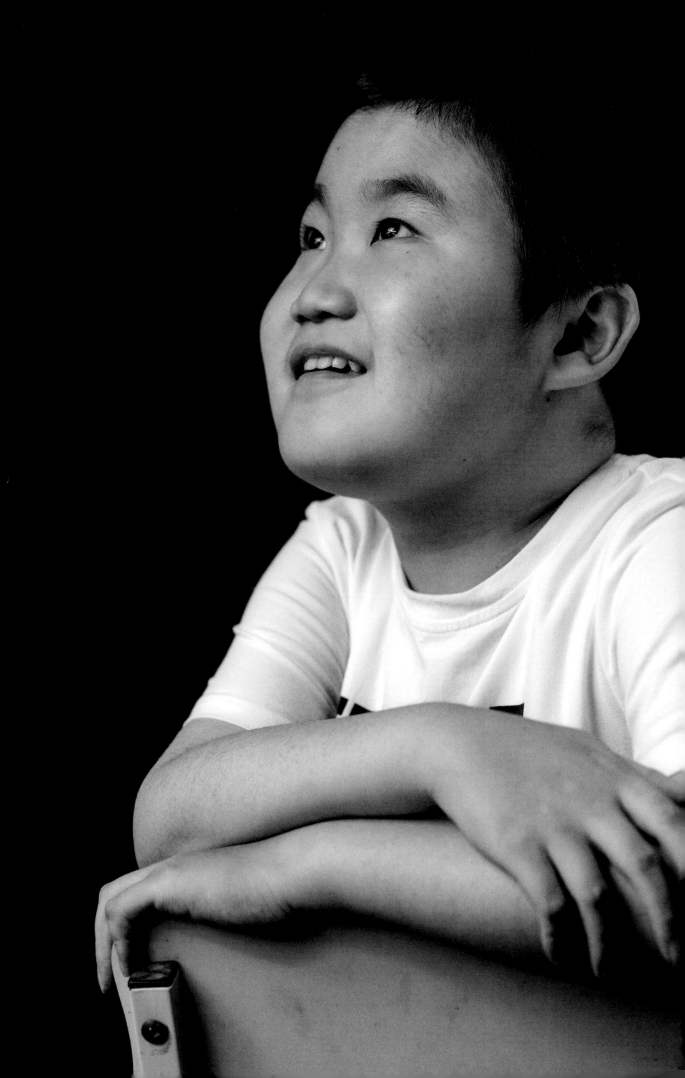

系统性硬化症

郑媛 三十四岁

硬皮病遮不住美丽笑脸

系统性硬化症又称为硬皮病，是一种自身免疫性结缔组织疾病，确切致病原因尚不明确，现有研究认为和血管病变、自身免疫异常、皮肤和内脏器官广泛纤维化有关。此病多见于女性，易导致患者容貌发生改变和肢体残疾，累及内脏时会危及患者生命。目前尚无特效药物，仅有一个有明确适应症的药物在医保内，其他均为超适应症用药。

郑媛 1998 年出现症状，皮肤紧绷、身上出现白斑，随后被确诊。高中时，脸上出现红点儿、嘴唇变薄。上大学后病情略有加重。大学毕业后，因病求职受阻，于 2016 年创办了硬皮病患者组织，成为全职为病友服务的公益人。现主要服用激素、中药、钙片等药物，自己负担。硬皮病患者多为女性，且影响容貌，会引发自卑，也会导致患者产生焦虑、抑郁等心理疾病。郑媛告诉病友：每一位硬皮病患者的笑容都很美，我们的人生，可以很灿烂。

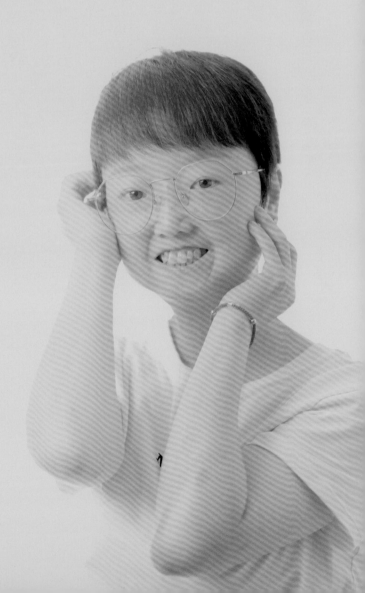

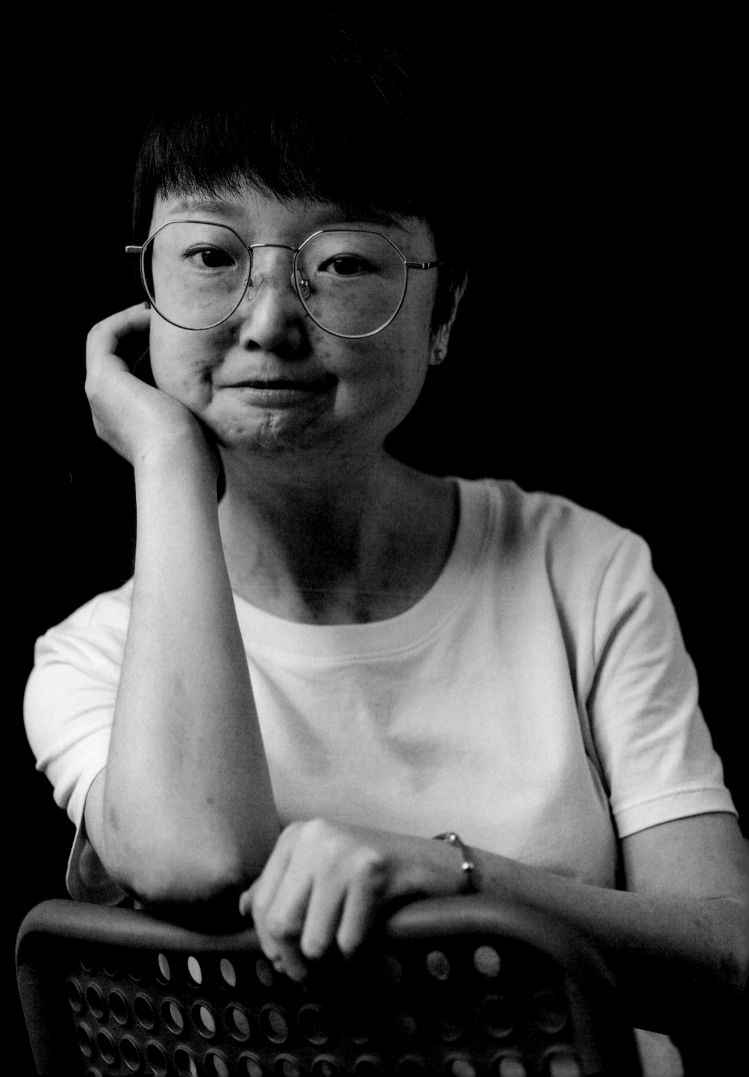

脊髓延髓肌萎缩症

刘期达　四十六岁

相伴"肯尼迪"的"游侠"

脊髓延髓肌萎缩症又称肯尼迪病，是一种迟发的 X 连锁隐性遗传性神经系统变性疾病，主要累及下运动神经元、感觉系统和内分泌系统，逐渐剥夺患者的行动能力、吞咽能力和呼吸能力。患病率为（1~2）/ 100 000，仅男性发病，多见于 30~50 岁，目前尚无有效治疗方案。

刘期达 2007 年出现下肢乏力症状，曾被误诊，后在北京一所三甲医院确诊。在发病 14 年之后，他在蹲下后已经无法自行站起，上楼梯非常艰难，连续步行的能力大幅度下降，每走 100 多米就必须停下休息；由于面部肌肉萎缩，无法自然地展示笑容。十几年来，他趁着还有行动能力，自驾旅行周游全国，于 2014 年自发成立肯尼迪病关爱公益平台，通过自媒体平台为病友传递积极对抗疾病的信心。

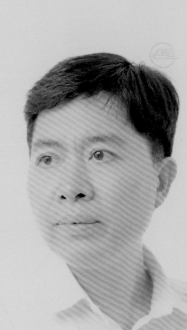

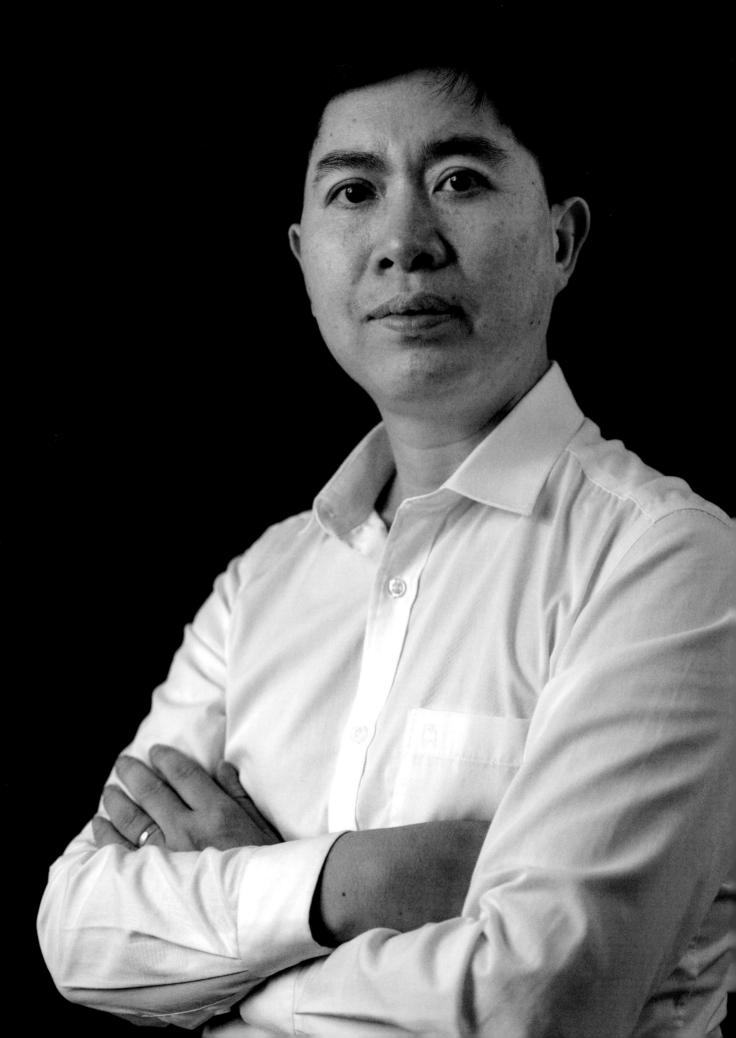

法布里病

耿京博 三十六岁

无汗少汗、四肢剧痛的人生

法布里病是由于患者 GLA 基因发生突变，导致体内 α-半乳糖苷酶 A 活性降低或完全缺乏，造成人体代谢底物酰基鞘氨醇三己糖及其衍生物脱乙酰基鞘氨醇三己糖在患者血管、神经系统和各脏器贮积，会对肾脏、心脏、大脑、神经等各器官产生严重损害。病情呈进行性加重发展态势，如得不到有效治疗将危及生命。该病以 X 性连锁方式遗传，男性症状通常比女性严重。目前特效治疗药物为注射用阿加糖酶 β、阿加糖酶 α，其中阿加糖酶 α 已于 2021 年纳入国家医保药品目录。

耿京博 2014 年就诊于多家医院，曾按慢性肾炎治疗，2015 年通过肾脏穿刺术确诊。之前，他四肢疼痛的时候需要吃止痛药，针对性吃一些降低尿蛋白的辅助药物。2022 年 8 月病情进展迅速，2023 年 1 月接受了肾移植手术。目前，已经用上进入国家医保目录的特效药物。

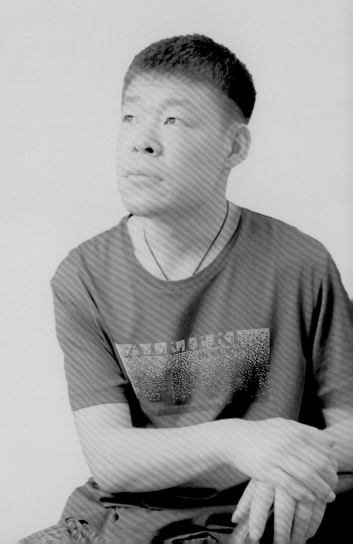

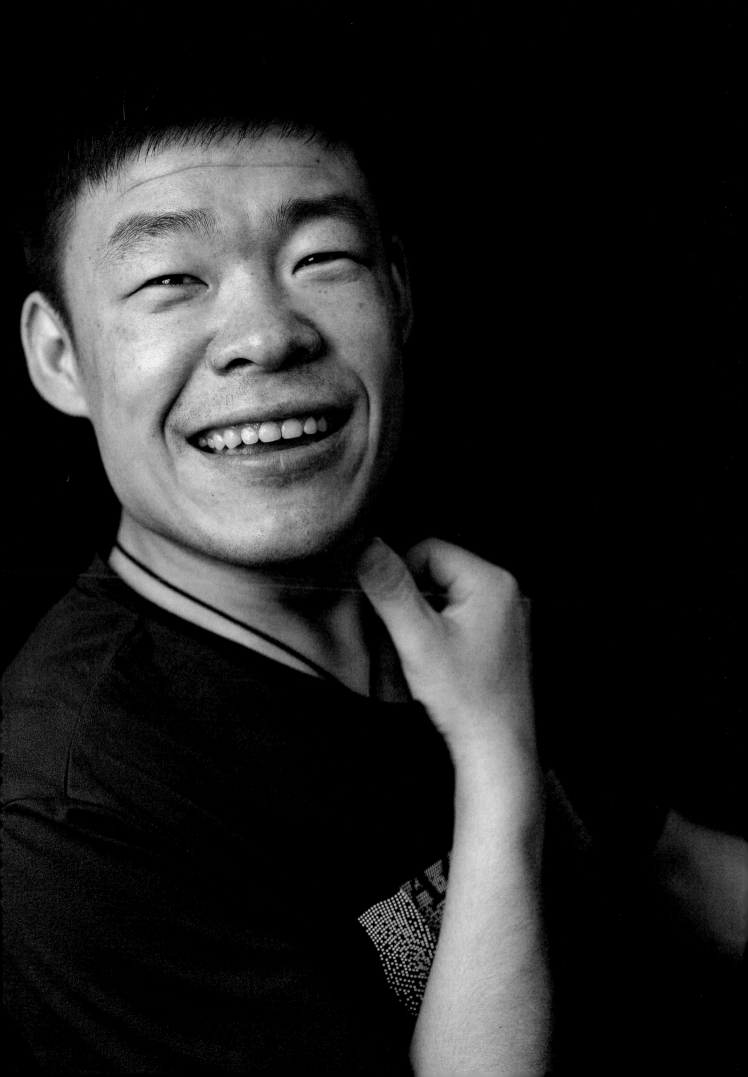

肌萎缩侧索硬化

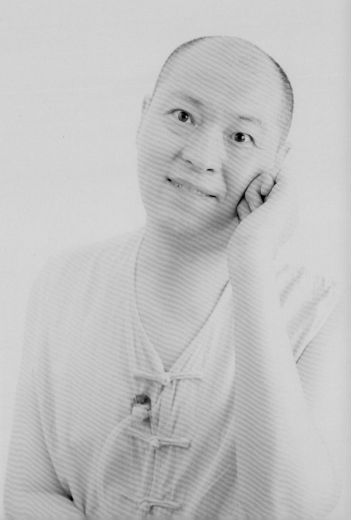

○○六

金冬浩　四十四岁

我们的心永不"渐冻"

肌萎缩侧索硬化属于运动神经元疾病，是上运动神经元和下运动神经元损伤之后，导致患者包括球部（由延髓支配的肌肉）、四肢、躯干、胸部、腹部的肌肉逐渐无力和萎缩，俗称"渐冻人"，国内对症治疗药物为依达拉奉、利鲁唑，均已纳入国家医保药品目录，目前无特效治疗方案。

金冬浩 2019 年 12 月确诊，在确诊之前有在多家医院就诊的经历。现在患者没有工作，在家和父母同住，由父母照顾，靠储蓄生活；爱人和女儿因工作、学习原因不在一起居住。

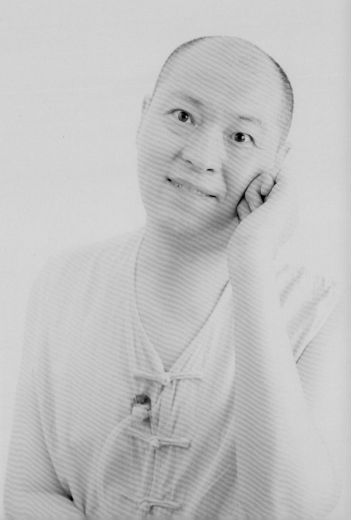

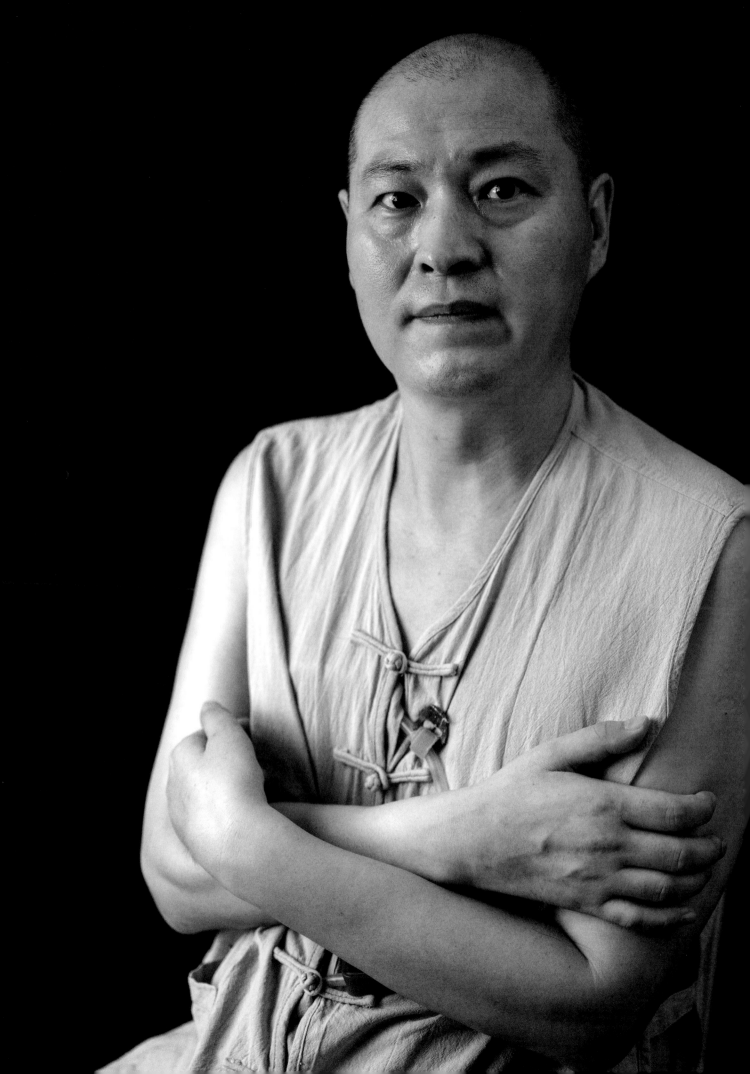

白化病

谢航程 二十八岁

"月亮孩子"也能很阳光

白化病是由于人体黑色素在合成和加工过程中减弱或缺失，出现的一种常染色体隐性遗传性病。患者眼部色素缺失，毛发白或黄栗色，皮肤白皙，且终身如此。该病以眼损害最为明显，多数患者视力低下、严重怕光等，且无法矫正；皮肤极容易被日光中的紫外线晒伤，较易产生皮肤癌。据估算，白化病的发病率约为 1/15 000，我国约有 10 余万患者。目前没有特效治疗药物。

谢航程一出生就确诊为白化病，姐姐也是。他自幼就知道要避免暴晒、保护皮肤，因视力较弱，常须俯身看东西，对生活其他方面影响不大，不需要针对性治疗。他早年学习过吹唢呐，2017 年来北京后，在学校当音乐教师，同时加入由罕见病患者组成的"8772 乐队"，担任吉他手，平时也做兼职的吉他老师。音乐让他拥有了面对生活的自信与阳光，他随时能在舞台上演奏着自己的青春激昂。

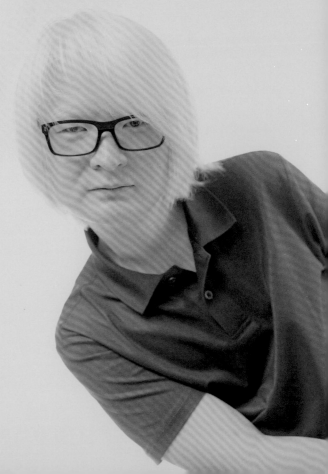

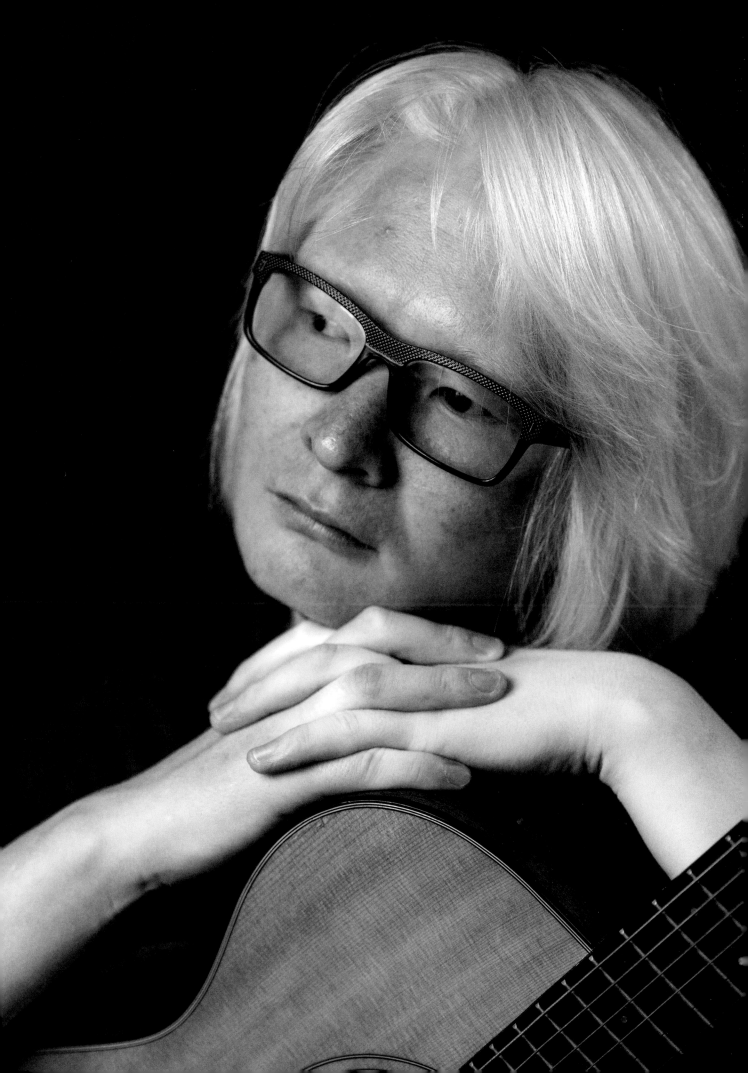

肢端肥大症

刘刚 三十八岁

当生活被"大手大脚"改变

肢端肥大症是腺垂体（即垂体前叶腺）分泌过多生长激素所致的手足粗大、面容粗犷和内脏器官异常肥大，并伴有相应生理功能异常的内分泌代谢性疾病。生长激素和生长因子过多主要引起骨骼、软组织和内脏过度增生，在青少年表现为巨人症（gigantism），在成年人表现为肢端肥大症，严重者可出现心力衰竭和睡眠呼吸暂停等合并症。目前特效治疗药物已纳入国家医保药品目录。

刘刚毕业于航空院校，曾为飞行员，因病中断飞行工作，成为一名地面空管员。2007—2008 年在医院确诊后，先后经历两次手术，目前激素值比正常高一些。每年随诊一次，没有服用特别的药物，换季时服用中药调节血压。他有着幸福美满的家庭，愉快又辛勤忙碌的工作。

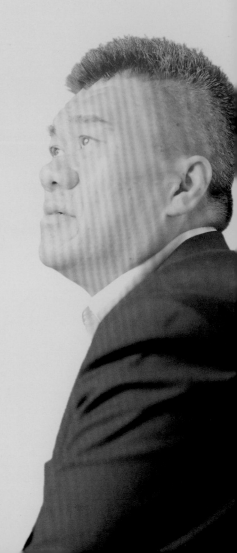

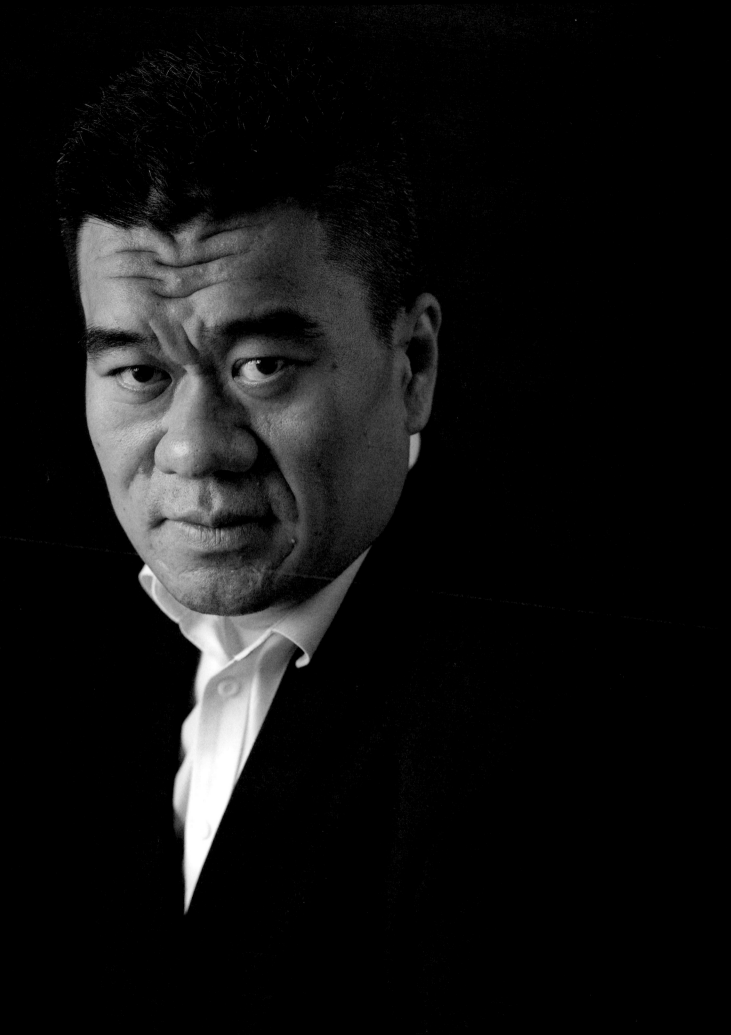

神经纤维瘤病

邹存伟 五十岁

与肿瘤平和相处

神经纤维瘤病是一种良性的周围神经疾病，属于常染色体显性遗传病，常累及神经系统、眼和皮肤等，是常见的神经皮肤综合征。主要的致病机制为肿瘤生长对周围组织的破坏，如消化道出血等；肿瘤生长对周围神经的压迫导致麻木、肌无力等；肿瘤于颅内因占位效应导致颅内压增高产生头痛、呕吐等症状；或刺激脑组织异常放电导致癫痫等。患者需经常性手术切除各部位肿瘤。2022 年，全球首款用于治疗符合条件的丛状神经纤维瘤（plexiform neurofibroma，PN）的药物硫酸氢司美替尼胶囊已于 2023 年 12 月纳入国家医保药品目录。

邹存伟小时候症状不明显，直到腰椎上长瘤并疼痛不已时才去就医，1996 年确诊并接受了手术。在此后 20 多年里，又做了 3 次手术。最近一次手术，他切除了引起肠梗阻的肿瘤。手臂上的一颗肿瘤，让他的手臂时常酸胀无力，除此之外，对平常工作和生活影响不大。无治疗、无用药。

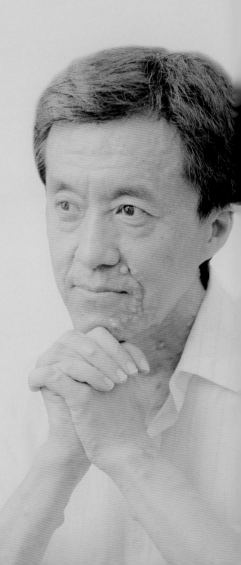

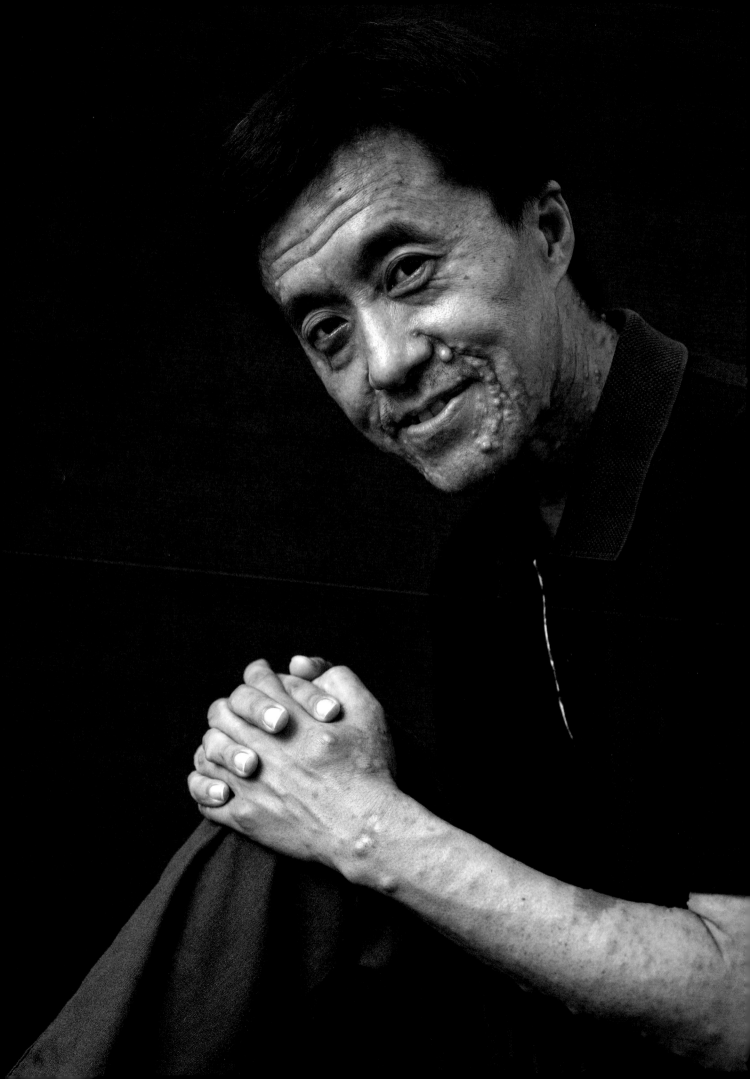

大疱性表皮松解症

高歆一茸 十岁

期待展翅高飞的"蝴蝶宝贝"

大疱性表皮松解症是一种罕见的遗传性皮肤病，其临床特征是皮肤或黏膜受到轻微摩擦后出现水疱或血疱，进而皮肤创伤、溃烂。重型患者因反复瘢痕形成可能出现肢体残毁、活动受限，手指脚趾粘连及食管狭窄等情况。因为皮肤像蝴蝶翅膀一样脆弱，且多数从出生起即发病，病患常被称为"蝴蝶宝贝"。口服和外用抗感染药物可以预防创面的继发感染，伤口护理采用水胶体或泡沫敷料加快愈合。目前无特效治疗药物。

高歆一茸出生就诊断为该病，2014 年做基因检测进一步确诊。现在有贫血的症状，体形较瘦，营养不良。一茸因病一直无法上学，尤其夏天伤口较多，怕晒，几乎不能出门，只能在家上网课；冬天气温降低、空气干燥，身体情况稍有缓解，可以参加线下兴趣班。

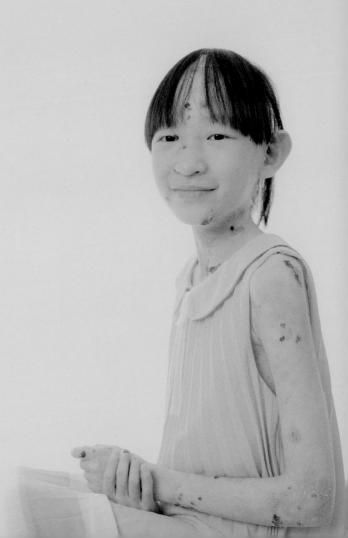

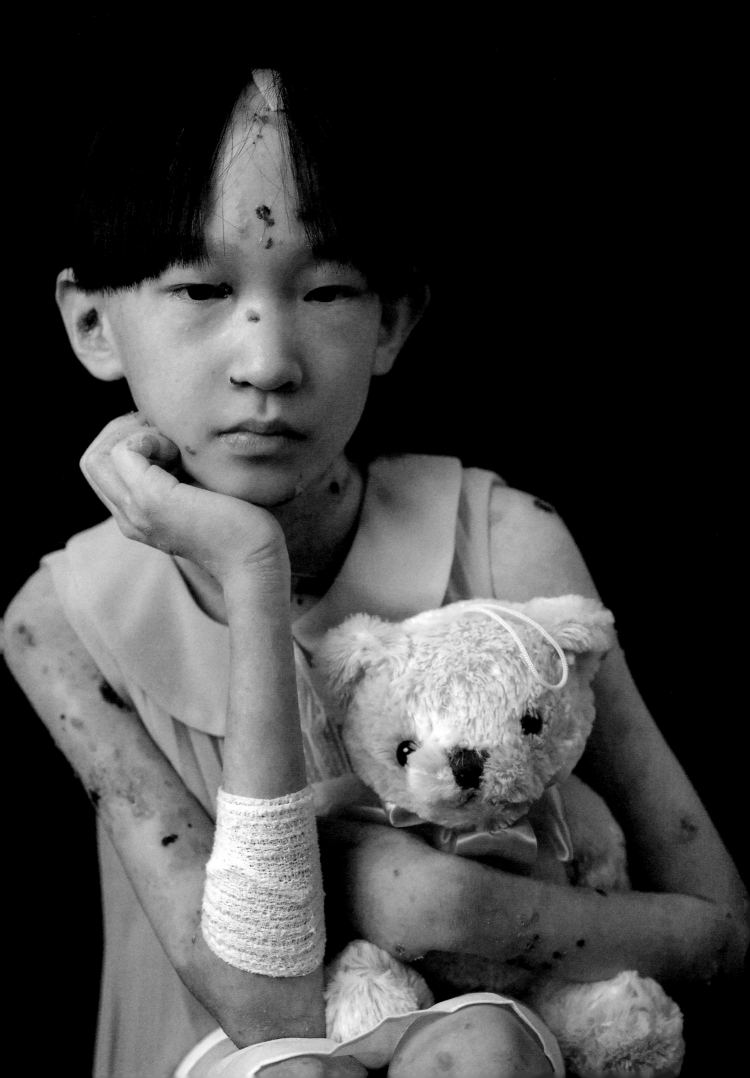

脊髓性肌萎缩症

○二一

周建涛　九岁

轮椅上的微笑

脊髓性肌萎缩症（spinal muscular atrophy，SMA）是一类由脊髓前角运动神经元变性导致肌无力、肌萎缩的疾病。临床表现差异较大，根据患者的起病年龄和临床病程，将 SMA 分为 4 型，1 型最为严重。目前特效药诺西那生钠、利司扑兰已在中国获批上市，并分别于 2021 年、2022 年纳入国家医保药品目录，很多用药负担较重的患者在医保覆盖后开始用药。

周建涛出生一周的时候确诊为 SMA 2 型，目前坐轮椅，居家康复，父母平时在城市上班。患者和爷爷奶奶一起生活，爷爷奶奶在家种地、打零工，并照顾患者。

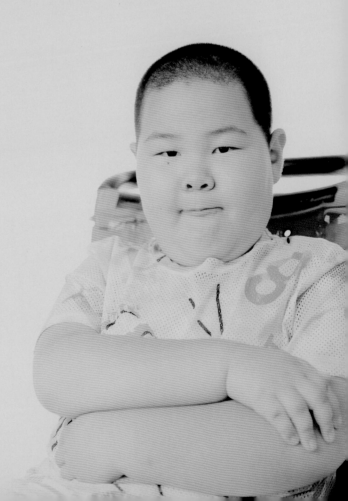

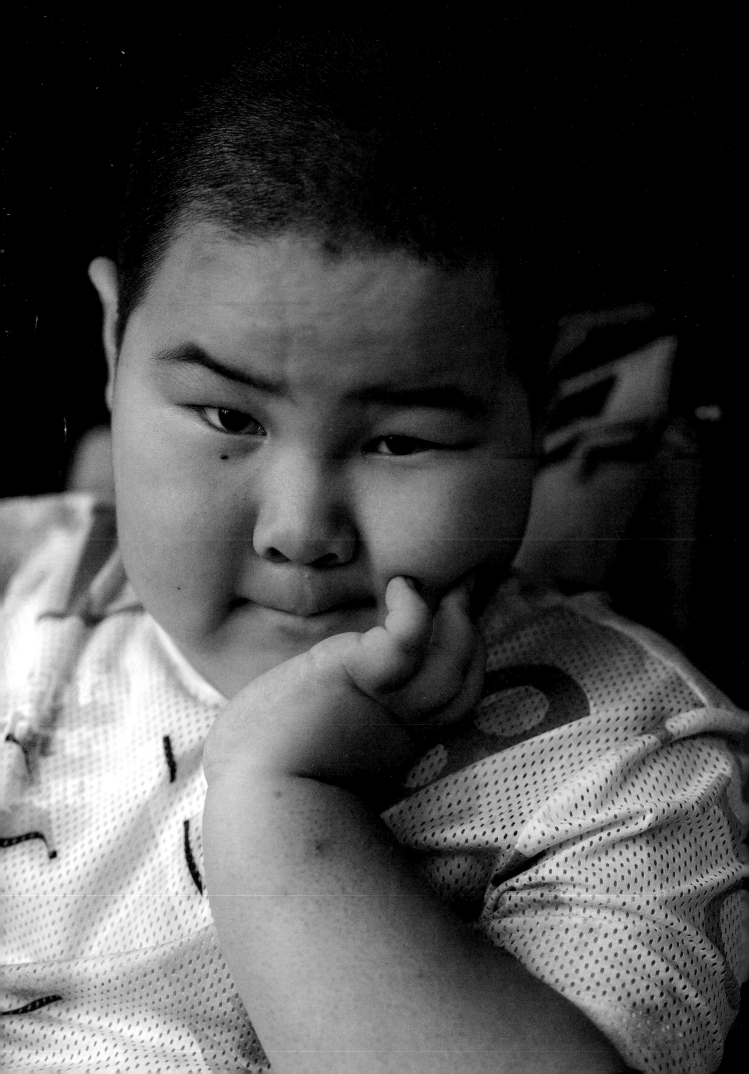

成骨不全

王琳 三十四岁

"瓷娃娃"一样坚强

成骨不全是以骨量低下、骨骼脆性增加和反复骨折为主要特征的单基因遗传性骨病,可有蓝巩膜、牙本质发育不全、听力异常、关节韧带松弛和心脏瓣膜病变等骨骼外表现。多数呈常染色体显性遗传,少数呈隐性遗传,罕有 X 染色体伴性遗传,是骨骼中 I 型胶原蛋白数量减少或结构异常相关的疾病,无特效治疗药物。

王琳出生 18 天时第一次骨折,8 个月时确诊成骨不全。此后骨折十余次,在成长过程中没有接受特别的治疗或康复方案。因为疾病影响,从小无法和其他小朋友一样上学,曾长期居家。她曾经只能卧床,经锻炼可以坐轮椅出行、拄拐站立。平时服用碳酸钙 D_3 补钙,没有进行其他治疗。她作为当地残疾青年协会主席,组织了多项公益活动。目前,王琳在北京从事罕见病公益支持工作,为广大病友奔走"呐喊",她的丈夫也是成骨不全患者。

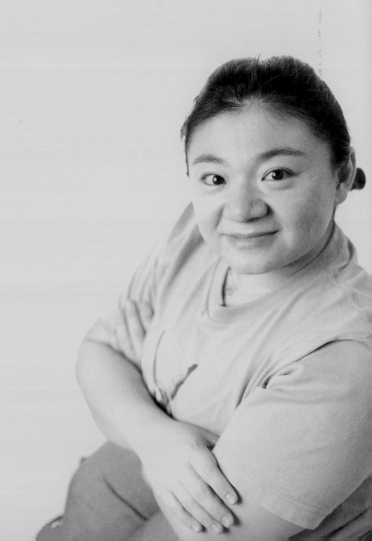

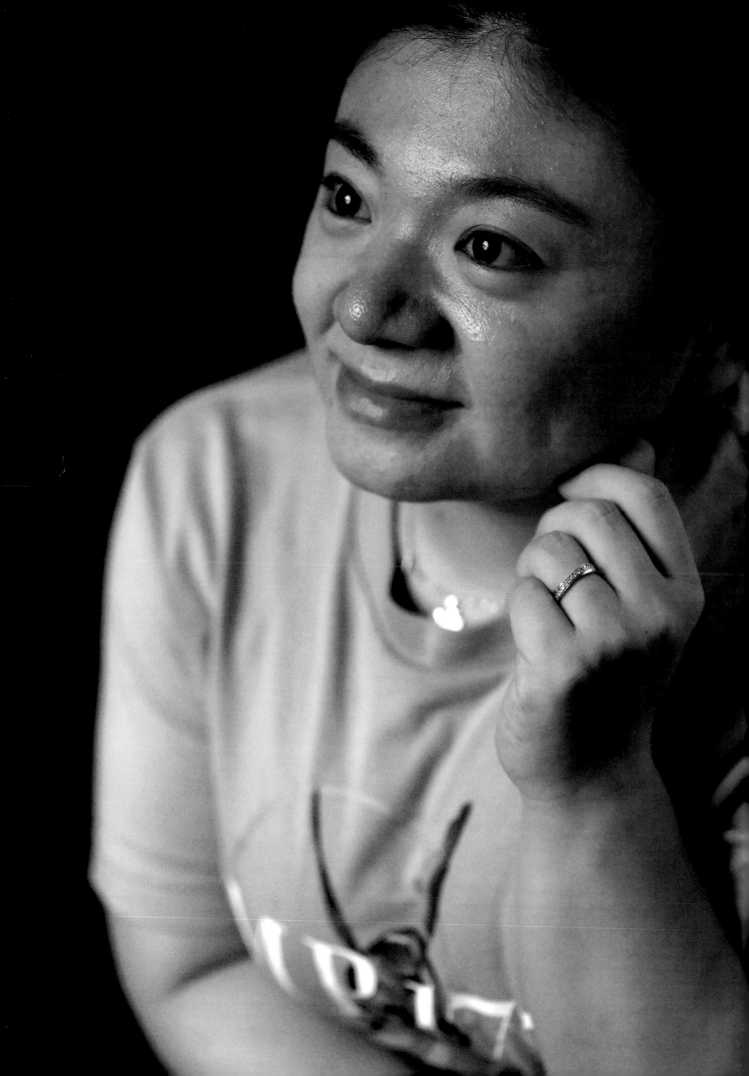

黏多糖贮积症

顾若凡 二十一岁

"黏宝宝"的多彩人生

黏多糖贮积症一组复杂的、进行性多系统受累的溶酶体病，由于缺乏降解黏多糖的酶，不能完全降解的黏多糖在细胞中贮积，可造成面容异常、神经系统受累、骨骼畸形、肝脾增大、心脏病变、角膜浑浊等多种症状。常规一共有 7 个分型，目前部分分型有特效药物治疗，但价格十分高昂。目前特效治疗药物有：依洛硫酸酯酶 α、拉罗尼酶、艾度硫酸酯酶 β。

顾若凡 2004 年确诊黏多糖贮积症IV型，目前在持续用药。自幼因病去了很多地方求医，也让若凡有了远超同龄孩子的阅历。2019 年，若凡成功申请到美国大学学习平面设计的机会。异国求学期间，喜欢画画的她用才艺得到了同学们的赞叹，也让她有勇气在艺术的道路上不断耕耘。她曾登上《中国梦想秀》的舞台，用沙画演绎追梦人生。拍摄照片时因疫情暂时中断学业回到国内，和妈妈一起生活。

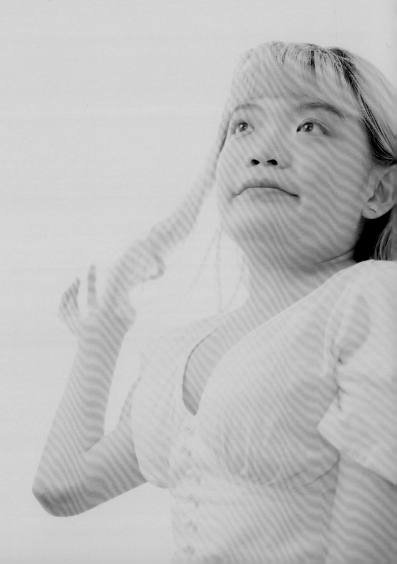

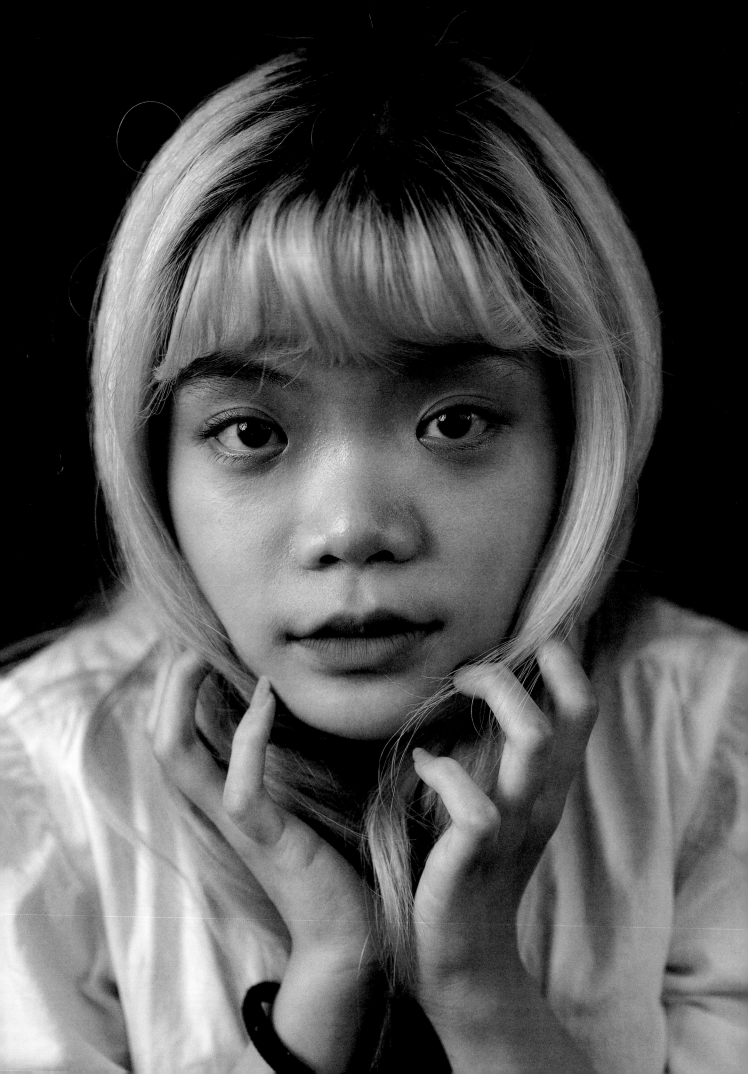

发作性睡病

暴敏冬 三十七岁

惟盼昼不眠、夜无梦

发作性睡病是一种原因尚不完全明确的慢性睡眠障碍，临床上以不可抗拒的短期睡眠发作为特点，在我国多于儿童或青少年期起病。表现为白天过度嗜睡、猝倒、睡眠瘫痪、入睡前幻觉和夜间睡眠紊乱。相关药物为盐酸替洛利生片，已正式获批上市，于 2023 年 12 月纳入国家医保药品目录。

暴敏冬 2008 年发病，2014 年确诊为发作性睡病。日常嗜睡和猝倒症状都比较严重，因病患上了抑郁症。如今的她能够与疾病和解，接受自己的身体现状，也已适应现在的生活。偶尔会焦虑，但整体乐观。做过记者、保险顾问，现全职负责发作性睡病的病友组织，为广大病友提供医疗信息、心理支持并呼吁社会各界关注发作性睡病群体。

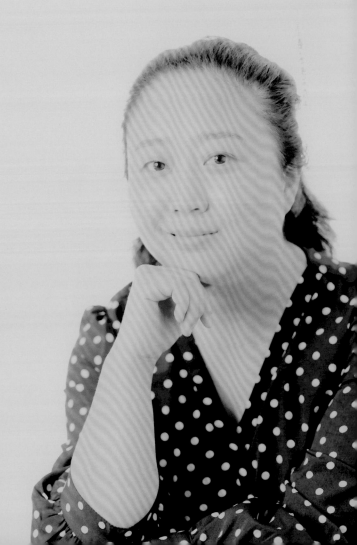

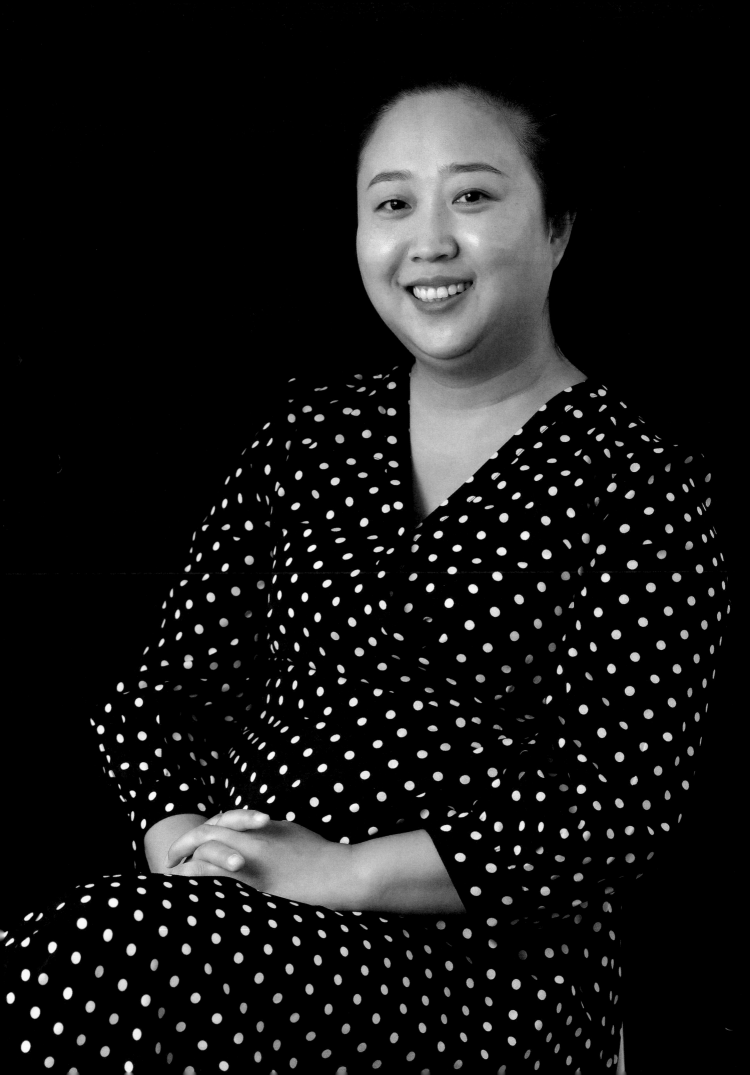

神经母细胞瘤

潘美好 二十七岁

美好从突破自我开始

神经母细胞瘤是儿童最常见的颅外肿瘤，有将近一半的神经母细胞瘤发生在 2 岁以内的婴幼儿。属于神经内分泌性肿瘤，可能起源于交感神经系统的任意脊髓神经部位。其最常见的发生部位是肾上腺，但也可以发生在颈部、胸部、腹部以及盆腔的神经组织。目前已知有少数几种人类肿瘤，可自发性地从未分化的恶性肿瘤退变为完全良性肿瘤，神经母细胞瘤就是其中之一。治疗药物达妥昔单抗 β 已在国内上市。

潘美好 1 岁时因突发高烧被确诊。肿瘤压迫了椎管运动神经，历经多次化疗度过危险期，但因脊髓损伤无法行走，从小到大与轮椅相伴。10 岁时因身体原因辍学在家。2016 年，参加了某罕见病公益项目，逐渐可以独立生活，积极地参与公益活动、找到了能保障收入的工作，还曾尝试过跳伞、攀岩等运动。目前，她和北京病痛挑战公益基金会一起，参与神经母细胞瘤患者社群的公益赋能工作。她喜欢称呼自己为"轮椅上的好姑娘"，期待用自己的故事，给更多伙伴以勇气和信心。

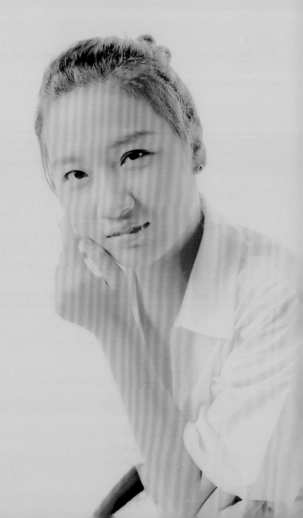

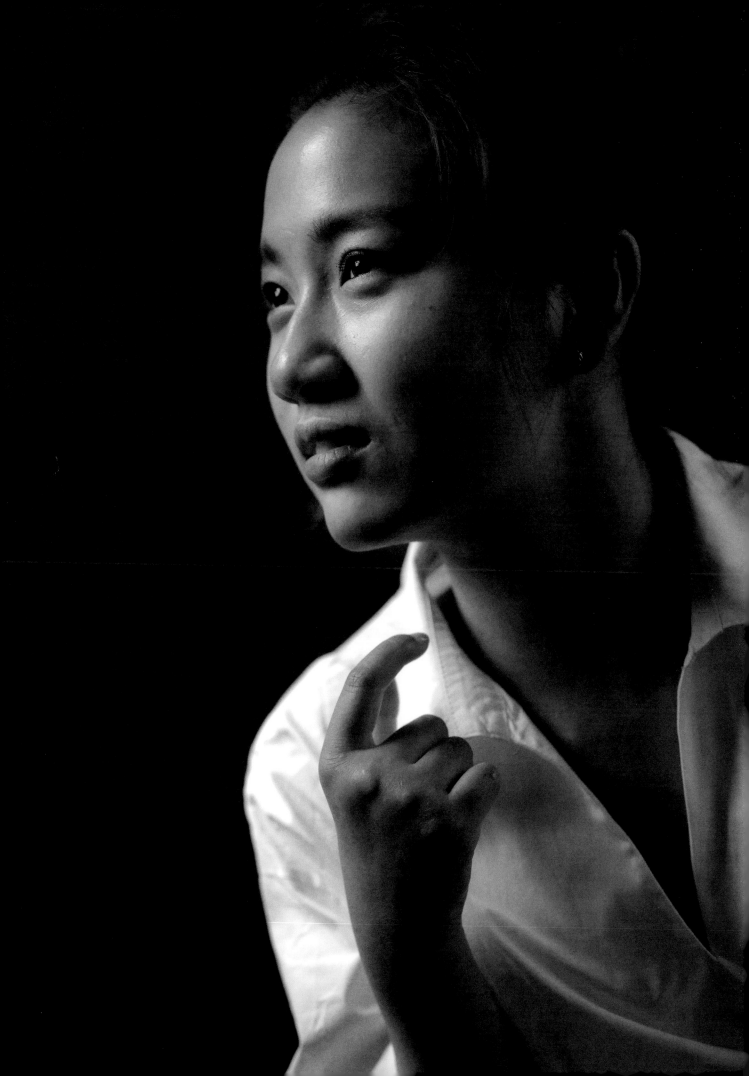

戈谢病

高子博 十三岁

告别"大肚子"的心愿

戈谢病是一种因溶酶体中葡萄糖脑苷脂酶功能缺陷导致的罕见常染色体隐性遗传代谢病。由于机体葡萄糖脑苷脂酶活性缺乏或降低，造成其底物葡萄糖脑苷脂在肝、脾、肾、骨骼、肺甚至脑的巨噬细胞中贮积，形成典型的贮积细胞，即"戈谢细胞"，导致受累组织器官出现病变，临床表现为多脏器受累并呈进行性加重。特效药为伊米苷酶、维拉苷酶 α 等。针对成人 I 型戈谢病成人患者的特效药酒石酸艾格司他已于 2023 年 12 月纳入国家医保药品目录，根据疾病代谢型不同，药品费用不等，按照各地医保报销比例进行报销。

高子博 2014 年被确诊为戈谢病 III 型。因病脾脏不断肿大，肚子一天天鼓起来，2015 年不得不接受脾脏切除手术。2016 年因脾脏切除，又出现股骨头坏死的现象，走路微跛，肝也逐渐增大。2021 年参加了戈谢病药物临床试验，可以免费用药 1 年，每半个月从河北往返北京用药一次，另外患者还服用一些其他辅助药物。子博的弟弟在两年前也确诊了戈谢病。家人盼望两个孩子的肚子不要一天天鼓起来……

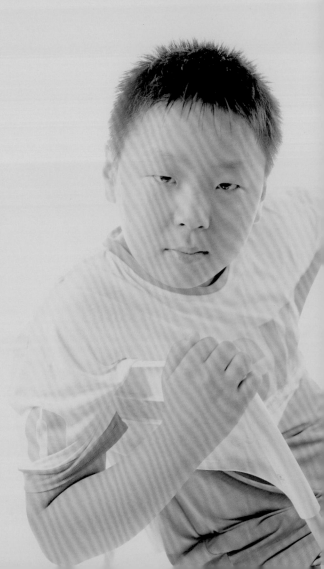

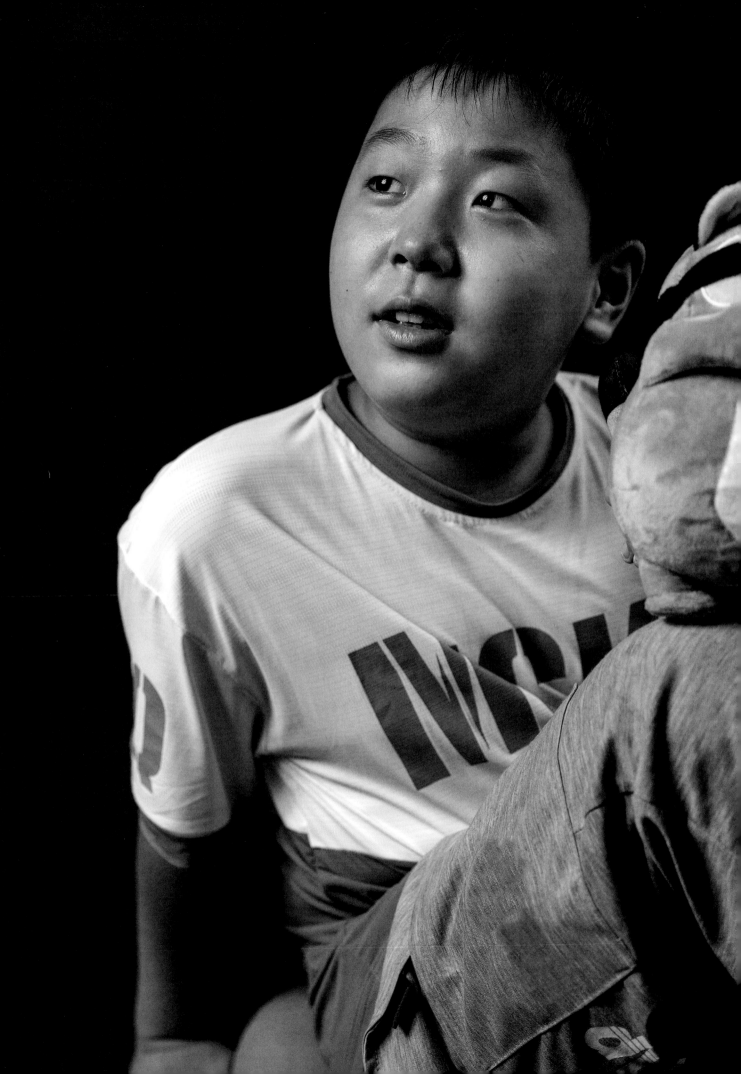

垂体柄阻断综合征

袁纳纳 三十八岁

"袖珍人"的广阔天空

垂体柄阻断综合征是一种由于垂体柄缺如或变细并垂体后叶异位，下丘脑分泌的激素不能通过垂体柄输送到垂体后叶，继而不能作用于垂体前叶而导致的垂体功能减退的症状，发病率约为 1/200 000，患者被称为"袖珍人"。其导致的激素分泌异常包括：从孤立性生长激素缺乏到合并其他多种垂体前叶激素缺乏，部分患者还同时存在垂体后叶激素缺乏，呈现出尿崩症表现。童年期表现为身材矮小、低血压等；青春期第二性征不发育。目前，模拟生理性内分泌激素分泌的替代治疗，可重建垂体功能，让患者生长、发育，甚至"自然地"生育。主要治疗药物为重组人生长激素。

袁纳纳身高定格在 142 厘米。长期使用生长激素、甲状腺激素、肾上腺激素、性激素进行替代治疗。她在北京从事罕见病公益领域的工作，主要靠家人支撑医疗费用。她是北京某罕见病公益组织的发起人，近 10 年来，通过残障女性领导力培训、推动政策研讨、一系列公众倡导等工作，她努力改变社会对生长发育障碍群体的偏见，鼓励病友自由勇敢地成长。

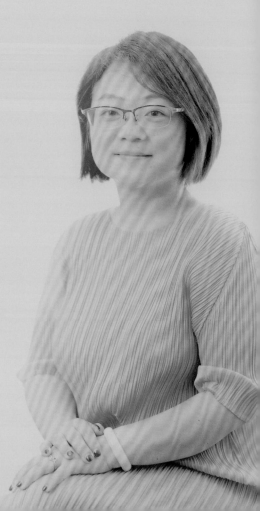

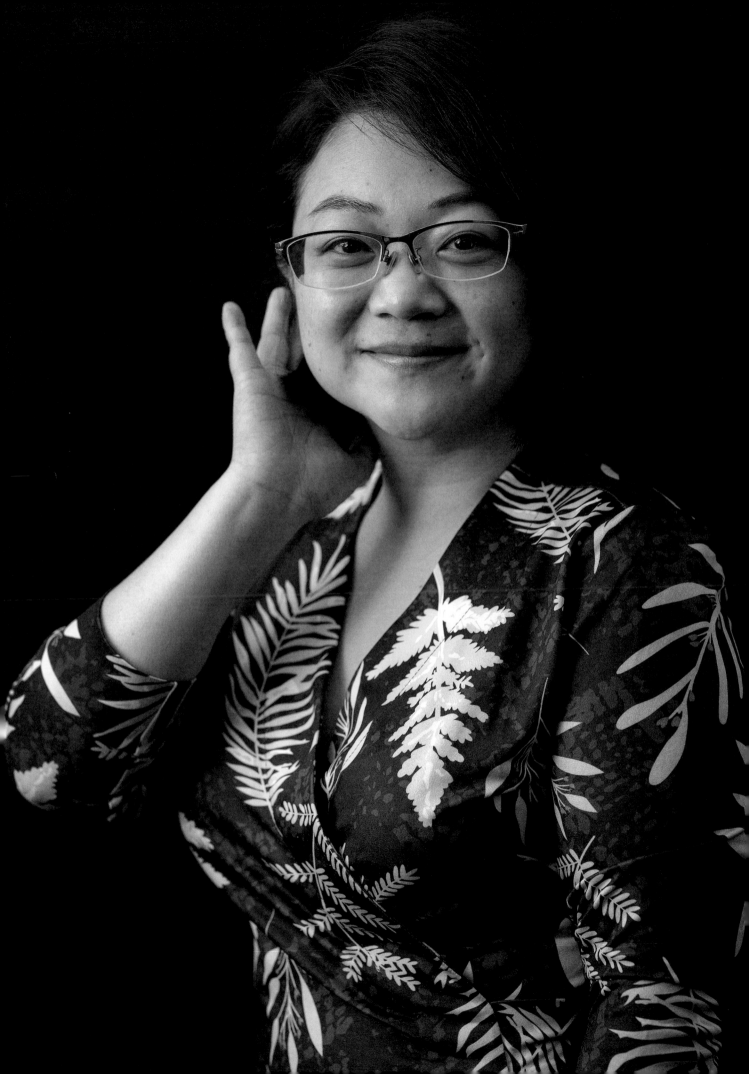

面肩肱型肌营养不良症

肖可心 二十二岁

阳光乐观的"小飞侠"

面肩肱型肌营养不良症是一种以进行性加重的肌肉无力和萎缩为特征的遗传性神经肌肉疾病，为常染色体显性遗传，通常在青春期或成年期发病，患病率约为 1/20 000。最常受影响的肌肉组织为面部、肩胛骨与上臂，并且随着疾病加重影响身体躯干和下肢的肌肉群。严重患者会出现吞咽、眼底部、高频听力、认知、说话障碍、呼吸功能方面等问题。约有 20% 的患者最终需要用轮椅，目前暂无任何治疗方案。

肖可心 2017 年因手臂不能上举被确诊。初中时期腰腹无力，不能完成仰卧起坐，高中时期左臂不能正常举起，背部呈现"翼"状；右手手指不同程度萎缩；长期以来，不能正常吹响哨子或吹起气球、不能正常通过吸管吸取液体；在睡眠期间，不能完全闭合双眼；会出现肌肉的"不适"或"灼痛"症状。由于坚持锻炼，她的症状目前保持稳定，顺利完成了学业，开启了工作后的崭新人生。

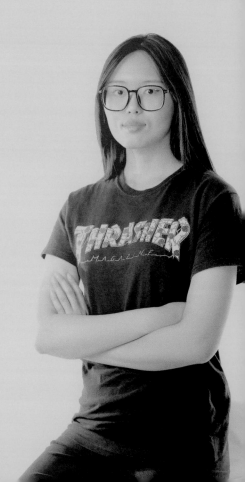

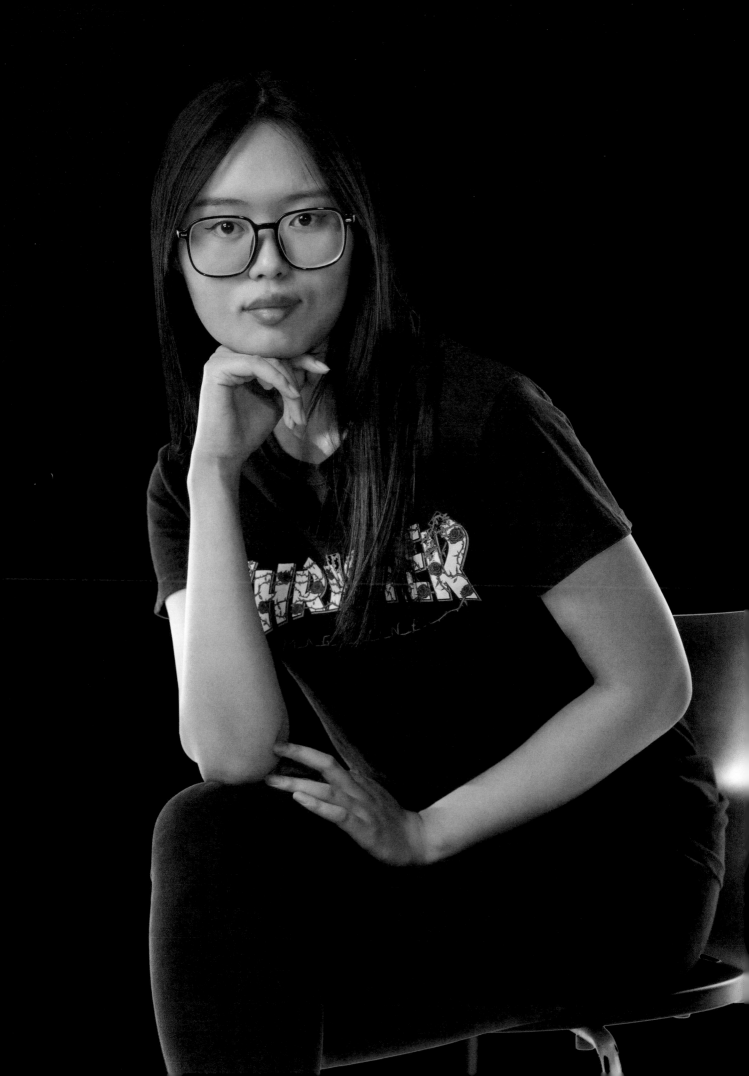

多发性硬化

与失明、瘫痪的威胁时刻相伴

多发性硬化是以中枢神经系统白质炎性脱髓鞘病变为主要特点的自身免疫病。本病最常累及的部位为脑室周围白质、视神经、脊髓、脑干和小脑，主要临床特点为中枢神经系统白质散在分布的多病灶与病程中呈现的缓解复发，症状和体征的空间多发性和病程的时间多发性。如不及时诊治，可造成患者残疾（失明、瘫痪等）。可通过药物治疗减少疾病复发并控制病情发展，不同情况的病友适用不同的治疗方案。目前主要治疗方案为疾病修正治疗（disease-modifying therapy，DMT），大多数国内上市的药物已经纳入国家医保药品目录。

秦岩鹏 2018 年 3 月第一次发病，右眼视野部分丢失后去眼科就诊，2018 年 4 月确诊多发性硬化。确诊初期没有用药，2018 年 10 月开始服用一种特效治疗药物，目前仍在用药，每周进行 2~3 次中医针灸治疗。

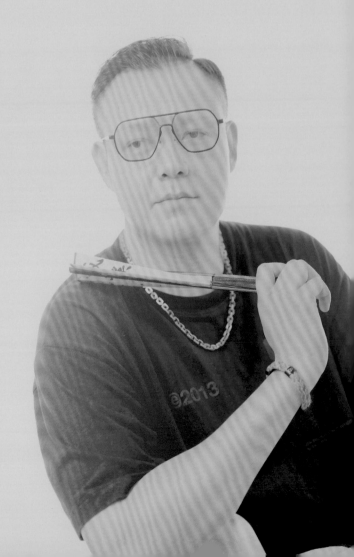

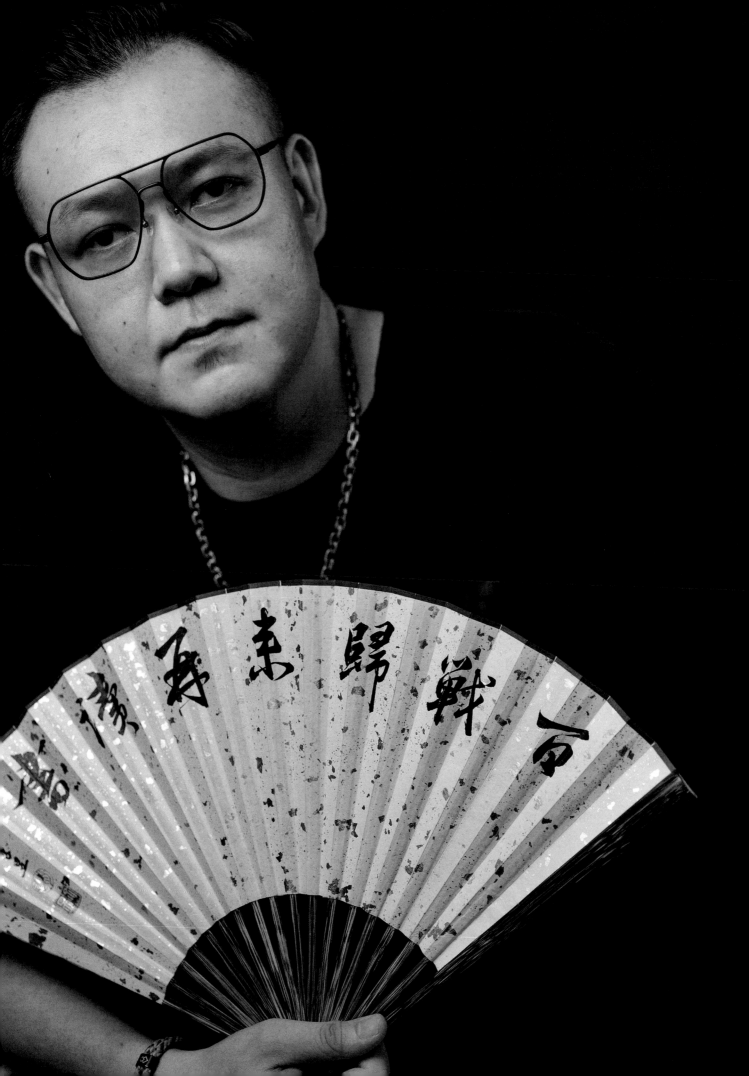

莱施 - 奈恩综合征

自毁容貌症儿童的微笑

莱施 - 奈恩综合征（Lesch-Nyhan syndrome）即自毁容貌症，据罕见病数据库 Orphanet 发病率在 1/1 000 000~9/1 000 000，是 X- 连锁隐性遗传的先天性嘌呤代谢缺陷病，源于次黄嘌呤鸟嘌呤磷酸核糖基转移酶缺失，使得次黄嘌呤和鸟嘌呤不能转换为次黄嘌呤核苷酸（inosine monophosp-hate，IMP）和鸟嘌呤核苷酸（guanosine monophos-phate，GMP），而是降解为尿酸，出现高尿酸血症。多见于男性，患者表现为尿酸增高及神经异常，如大脑发育不全、智力低下、攻击和破坏性行为。有咬伤自己的嘴唇、手指和足趾等强迫性自身毁伤行为，目前尚无特效治疗办法。

果果 2014 年出生，特别爱笑，百天照都是笑眯眯的，但已经有了仰头和身体弓形等肌张力高的表现。5 个月时发现不会翻身，曾被误诊为脑瘫，14 个月时确诊本病。他会不受控制地自残，1 周岁开始反复咬下嘴唇、手指等。现在有明显的肌张力障碍和智力障碍。他喜欢看动画片，看动画片时不时露出可爱的笑脸。

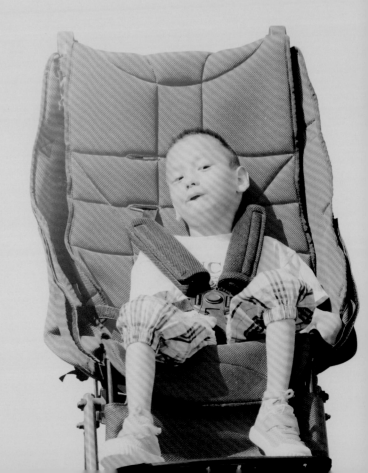

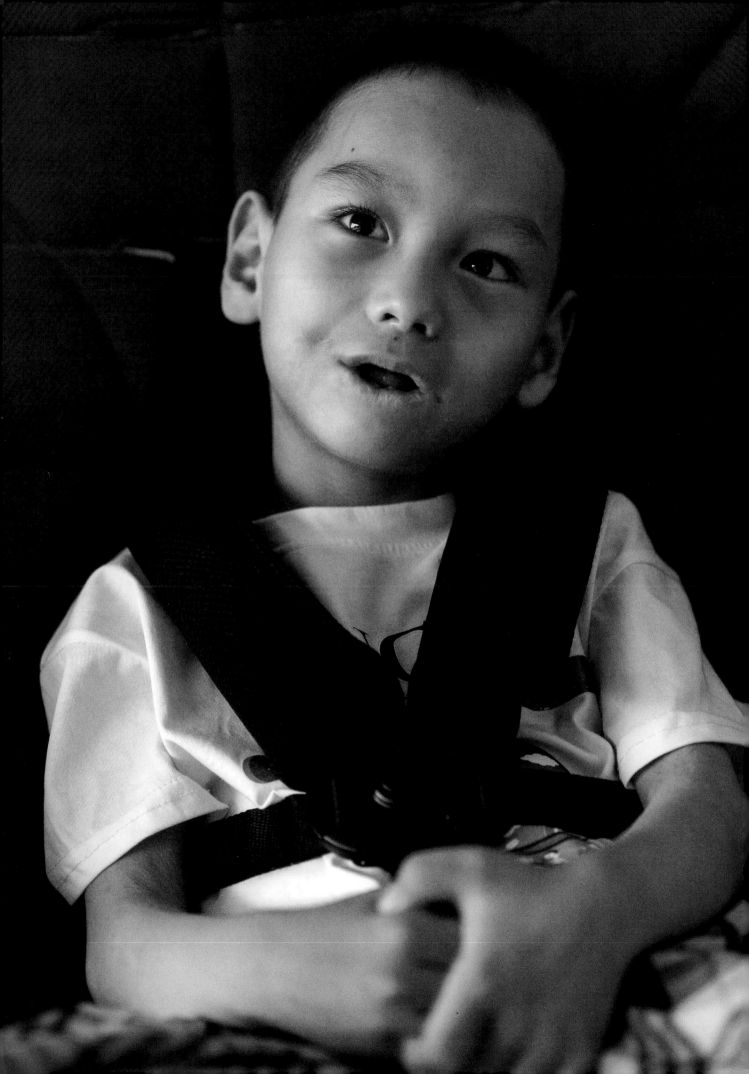

低磷性佝偻病

○二一

李彩红 三十六岁

缺磷不缺爱

低磷性佝偻病是一组比较罕见的遗传性或获得性骨骼疾病。在儿童期时期发病，表现为特征性骨骼畸形，被称为佝偻病；成人发病者表现为乏力、身材体型变化等，被称为骨软化症。目前以对症治疗为主，如果采取适当的治疗，一般预后较好。治疗该病的药物布罗索尤单抗注射液。

李彩红小时候去医院被误诊为缺钙，补了大量的钙后，症状反而更加严重。从 7 岁到 16 岁，她多次骨折、骨裂。从能走能跑，到因病辍学，再到长大后坐上轮椅，彩红一直未能确诊并得到正规治疗。直到女儿悦悦（化名）的基因报告出来，才发现一家三代人都是 X 连锁低磷性佝偻病的患者。彩红曾因为孩子的身体情况一度陷入自责和绝望，但随着悦悦各方面的情况转好，性格逐渐开朗，彩红也对人生充满了希望，期待着奇迹会出现在女儿身上。

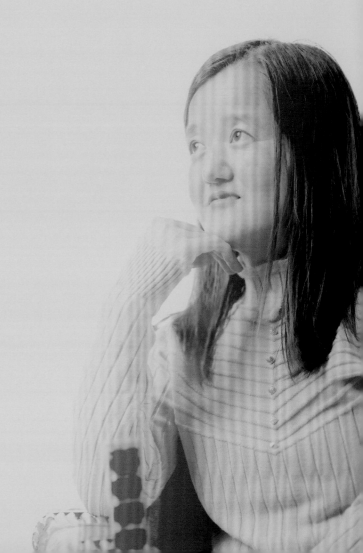

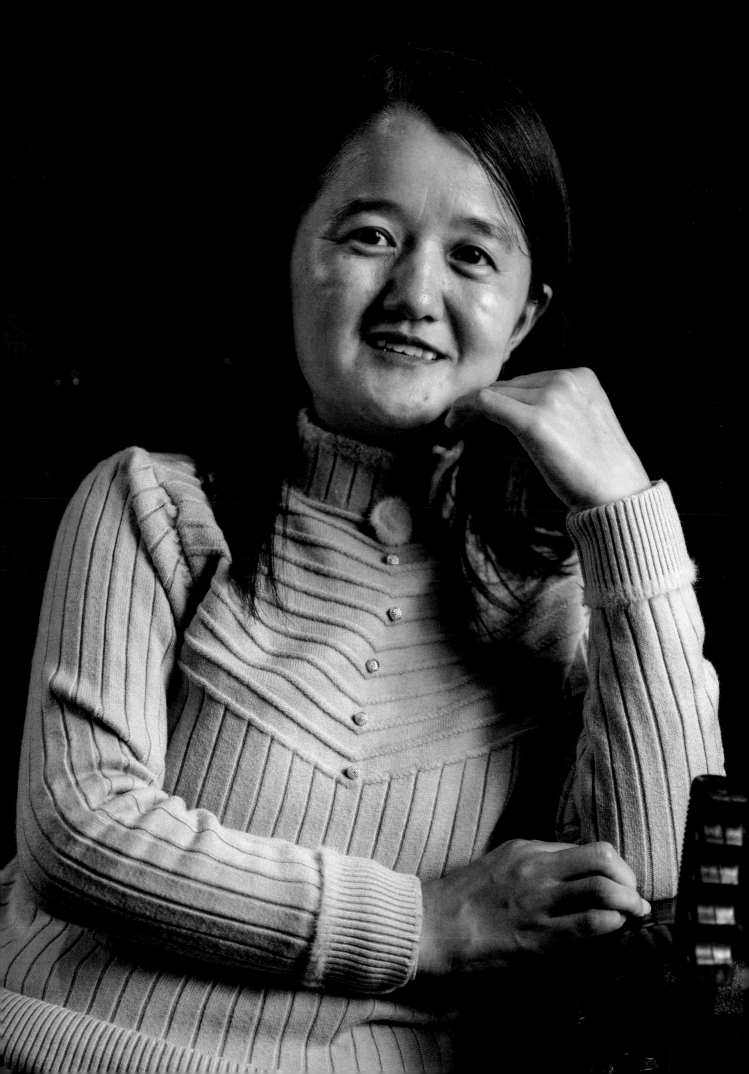

特发性肺动脉高压

常秀枝 四十六岁

让"蓝唇人"自由呼吸

特发性肺动脉高压是由多种已知或未知原因导致的肺动脉压力异常升高的一种病理生理状态。因肺血管压力增高，导致右心泵血到肺部的阻力增加，最后发展为右心衰竭。肺动脉高压是一种进行性恶化的疾病，最初症状为活动后气促，以后逐渐加重，逐步出现乏力、头晕、胸痛、胸闷、心悸、黑矇、下肢水肿、咯血等症状。如果不服用药物，生存期很短。目前治疗药物为司来帕格、波生坦等6种药物，已经纳入国家医保药品目录。据罕见病数据库Orphanet，该病发病率为1/100 000~9/100 000。

常秀枝2013年出现出虚汗、浑身没劲、走路乏力、关节肿胀等症状，后确诊为干燥综合征，肺动脉高压30mmHg。虽然谨遵医嘱，按时吃药，但还是出现各种症状：胸闷、憋气、走路无力气、活动受限，从2013年12月开始反复感染，使用大量的激素导致身材变形。后来严重到不能随意走动，医生说她只有2.8年生命期限，她也曾一度陷入焦虑和绝望。随着治疗的深入，她身体恢复得越来越好，逐渐有了活下去的勇气和希望。

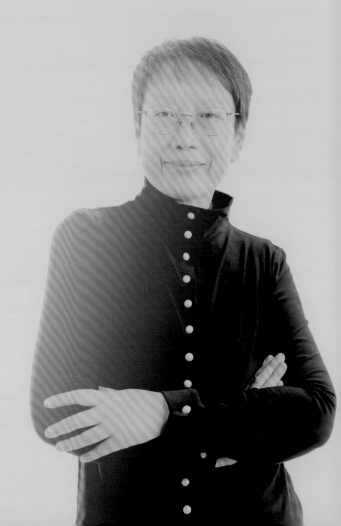

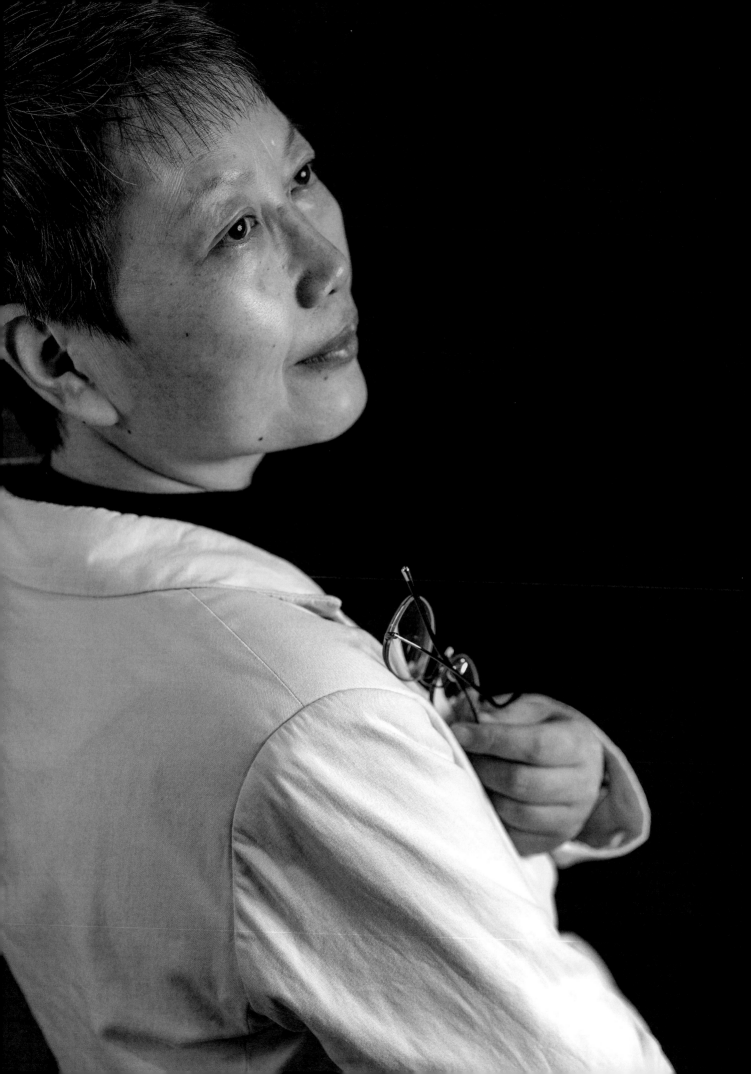

○二三

段冬 二十六岁

用皮肤感受四季变化

Chanarin-Dorfman 综合征又称伴鱼鳞病的中性脂质沉积症，据罕见病数据库 Orphanet，其发病率 < 1/1 000 000，是由位于 3p21 染色体上的 *ABHD5* 基因突变，导致脂肪分解代谢障碍，使含甘油三酯的脂滴异常沉积在身体的各个部位（包括皮肤、肝脏、肌肉、血液、骨髓和黏膜等）所造成的一种累及多器官、多系统的疾病。临床表现为鱼鳞样红皮病、脂肪肝、听力障碍和肌病等多系统综合征。该病发病率极低，目前尚无有效的治疗方法且预后不良。

段冬出生时为"火棉胶婴儿"，随即被确诊为"板层型鱼鳞病样红皮病"。生来自带一副脆弱铠甲，在成长的过程中皮肤是他感受四季变化最主要的方式：冬季皮肤紧绷到遍体鳞伤，夏季皮肤丧失排汗功能、会散发出独特气味，春秋时节外界的温度稍有变化，皮肤瘙痒、难以忍受。听力和视力都出现障碍，跑步时小腿骨头深处也有明显痛感。但他说："在我们的生命中会有很多经历，最可怕的就是那来自内心深处面对死亡的恐惧。但是我们都要始终保持对生命的热爱与追求，努力寻找生命中的答案。"

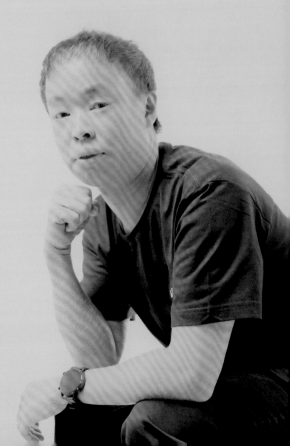

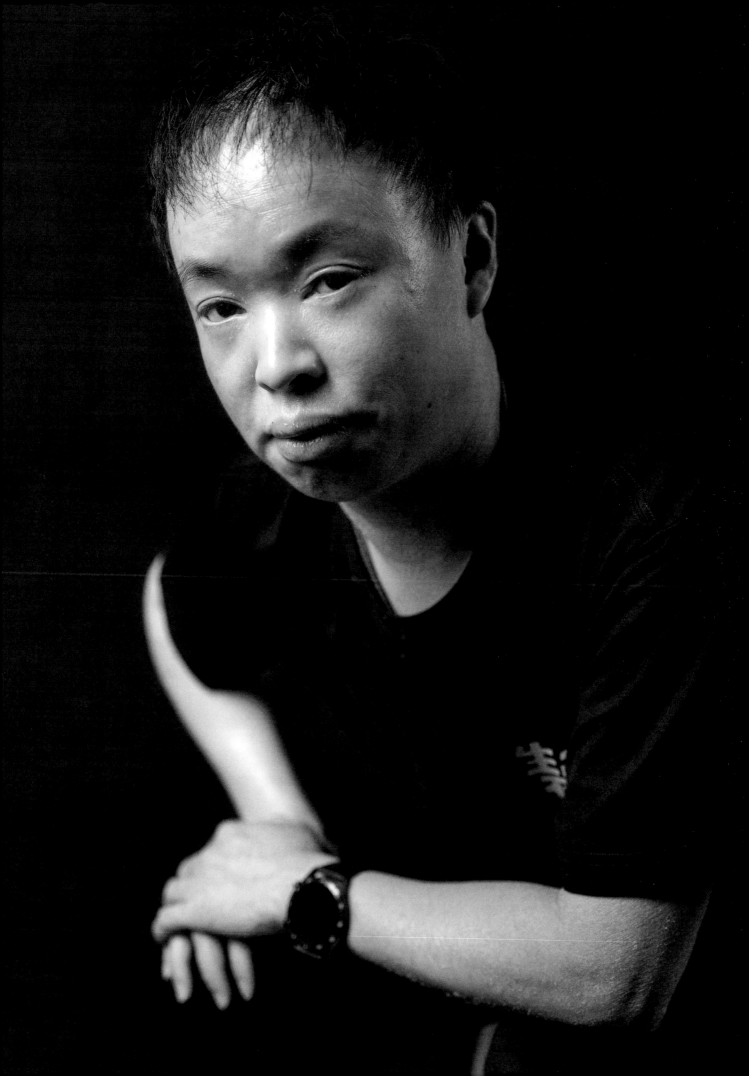

○二四

刘少春 三十三岁

视力受损也能心明眼亮

白塞病又称贝赫切特综合征，是一种全身性免疫系统疾病，属于血管炎的一种，也被称为"丝绸之路病"，多发于丝绸之路沿线国家、日本和我国。好发于青壮年期，主要表现有口腔溃疡、生殖器溃疡、皮肤结节性红斑、消化道溃疡、眼睛葡萄膜炎（严重可致盲），以及心血管、关节和神经系统等多器官受累，严重者危及生命。目前没有特效药，但是80%的患者可以通过药物来控制疾病的发展和有效降低复发频率。

刘少春2007年第一次出现视物模糊，确诊为葡萄膜炎，同时伴有结节性红斑。2010年被确诊为白塞病，2019年出现下肢静脉血栓，经过十余年治疗目前病情稳定，但是视力损伤严重（不足0.1）。初中毕业便独自闯荡，生病后四处寻医，去过工地、当过保安、端过盘子、打过零工。2012年"遇见"某白塞病罕见病关爱中心，之后成为志愿者，2019年成为专职义工。

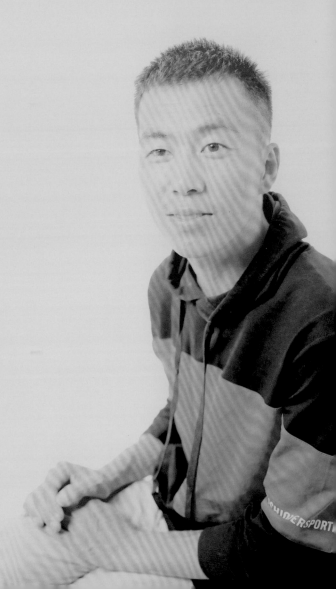

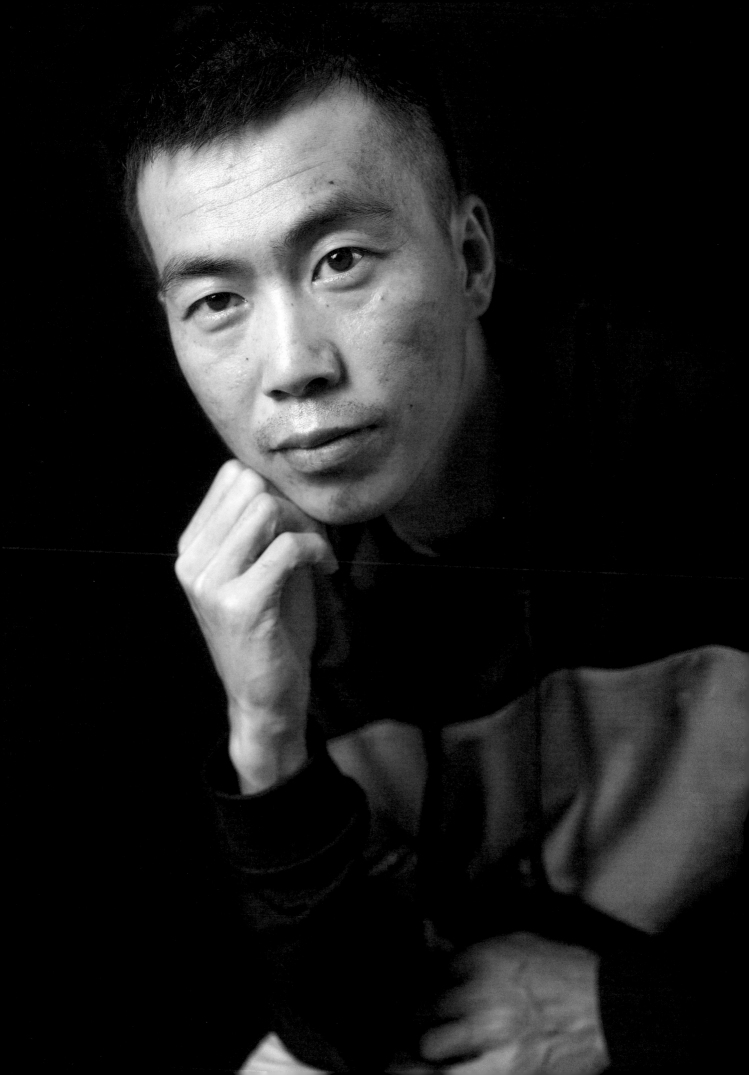

肝豆状核变性

追梦的"铜娃娃"

肝豆状核变性又称威尔逊病（Wilson disease，WD），是一种常染色体隐性遗传病。由 *ATP7B* 基因突变导致体内铜离子转运及代谢障碍，铜在肝脏、神经系统、角膜、肾脏等脏器蓄积，引起多器官受损，出现一系列临床表现。主要于儿童和青少年期发病，儿童患者多以肝脏受累为首发表现，表现为无症状的转氨酶持续升高、慢性肝炎、肝硬化和急性肝功能衰竭。青少年及成人以神经系统受累为首发症状，表现为运动功能障碍、震颤、共济失调等。部分患者合并精神行为异常。目前可通过药物缓解病情，治疗药物青霉胺已经纳入国家医保药品目录。需终身治疗，一年花费医保报销后对于病友家庭仍是沉重负担。

郑芳 10 岁发病，先后出现腿疼、步态不稳、言语不利、手抖等症状，在 17 岁时确诊。因为疾病原因，初中辍学。经治疗后病情好转，参加了成人高考，读了大专及本科。照片拍摄时就职于某公益组织，从事财务工作。

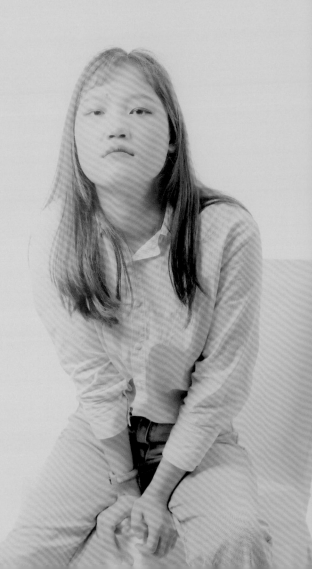

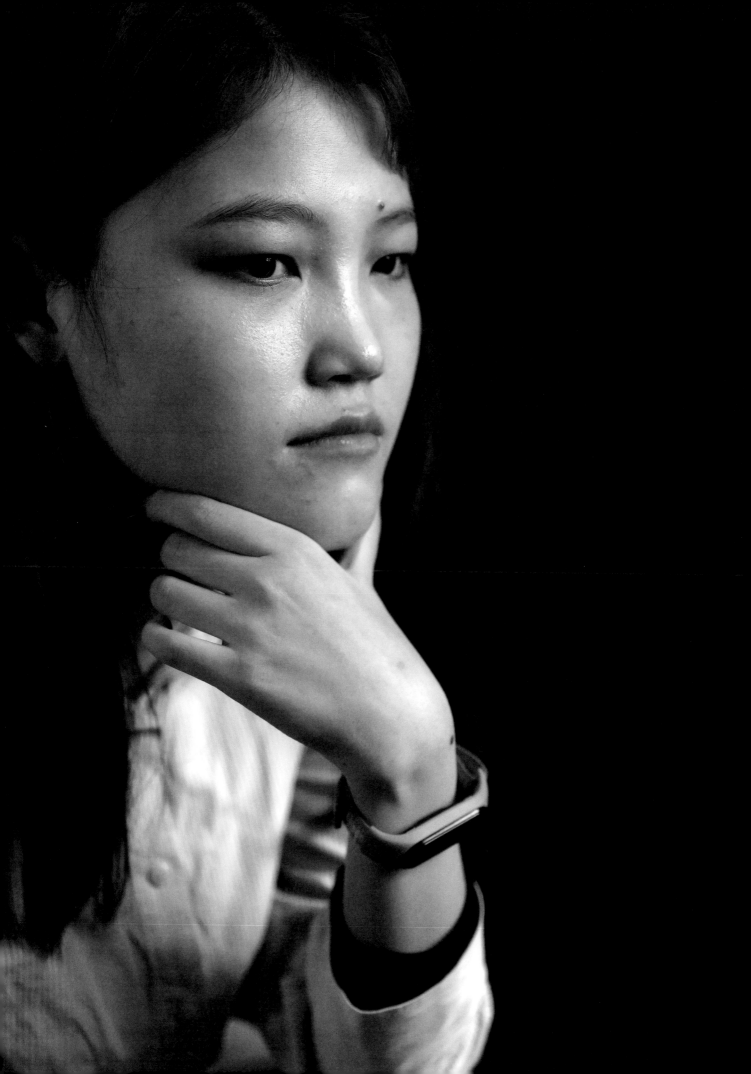

软骨发育不全

〇二六

王慧 四十岁

小个子的梦想家

软骨发育不全又称胎儿型软骨营养障碍，是一种由于软骨内骨化缺陷导致的先天性发育异常，主要影响长骨，出生时即可发现患儿的躯干与四肢不成比例。软骨发育不全是一种常染色体显性遗传疾病，临床表现为特殊类型的侏儒 - 短肢型侏儒，即患者肢体短小，但躯干和头发育正常，智力很少受影响，是侏儒畸形中最常见的一种。据估计全世界约有 6.5 万名软骨发育不全患者。目前，相关治疗药物已可在部分地区使用，尚未在国内正式注册上市。

王慧出生在一个普通家庭，一度因为自己身体与众不同苦恼不已，对他人的评论感到困扰。2008 年接触心理学，在研究自己和成为自己的路上走了很远，至今还在探索。她深信，世间的一切都是平衡的，得到不一定好，失去也未必坏，自助者天助之。她现在正在一家外企做助理的工作，她喜欢的一句词是"回首向来萧瑟处，归去，也无风雨也无晴"。

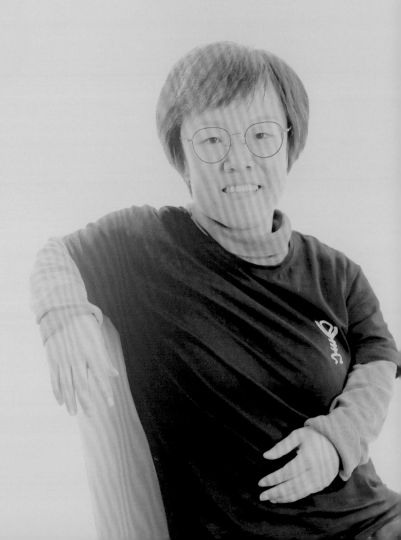

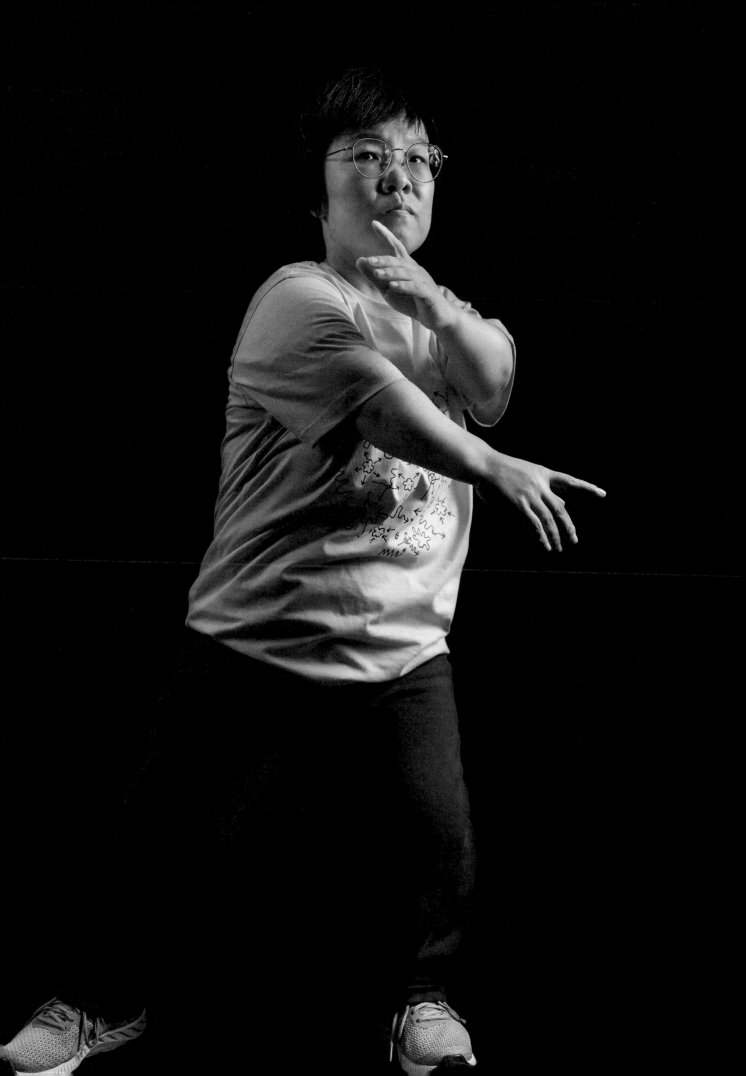

马凡综合征

苏佳宇　三十二岁

两米高的贝斯手

马凡综合征是一种常染色体显性遗传的结缔组织疾病，绝大多数马方综合征患者发生了编码结缔组织蛋白原纤维蛋白 -1 的基因（FBN1）突变。该病主要累及人体的心脏大血管系统、眼睛以及骨骼，其中心脏大血管系统病变为该病最主要的致死原因。但随着医疗技术的不断发展，目前国内的马凡综合征患者如果能够早发现、早治疗并且做好随访和疾病管理，患者的预期寿命已经可以接近普通人群。目前无特效治疗药物，以手术治疗为主。

苏佳宇出生时被护士发现手指细长，自幼比同龄孩子高，直至 2007 年在运动后出现胸闷、气短症状，经过县医院和市医院诊断后确诊为马凡综合征。截至目前共经历 3 次主动脉大血管替换手术，全身主动脉大血管均是人工血管。毕业后开始进入公益行业，同时也在通过音乐的方式向公众传达罕见病等其他面临病痛挑战的群体的真实状态。

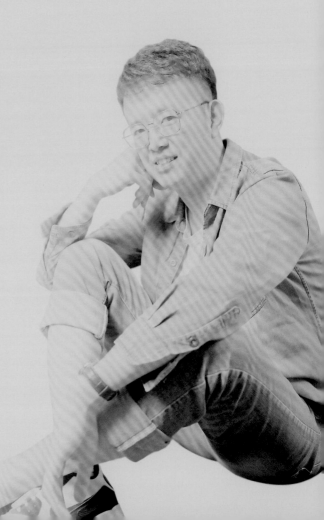

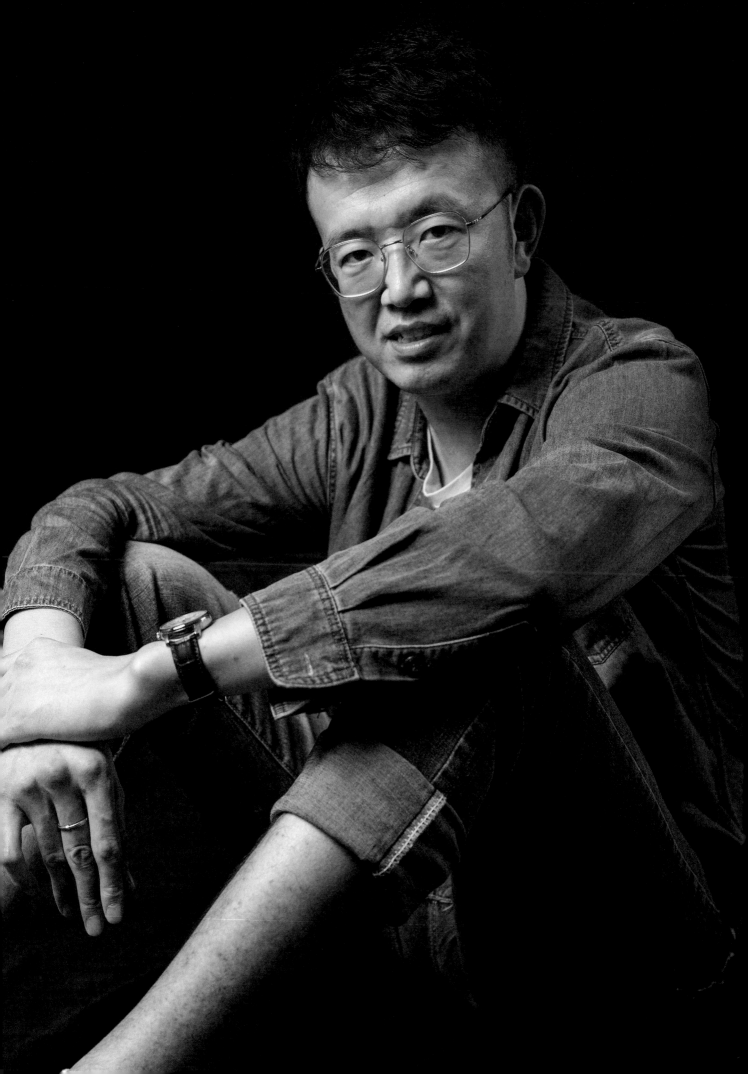

结节性硬化症

脸上的"蝴蝶结"迎向阳光

结节性硬化症（tuberous sclerosis，TSC）是一种常染色体显性遗传性神经皮肤疾病，该病由两个独立的基因（TSC1 和 TSC2）的突变引起，累及多器官系统、表现多样，患者的脑、心脏、眼、肾脏、肺和肝脏等器官都可发生良性错构瘤。TSC 患者可能存在认知缺陷和学习障碍、孤独症、行为问题、心理社会问题等，治疗用药西罗莫司凝胶已于 2023 年 12 月纳入国家医保药品目录。

刘金柱在 2007 年儿子确诊为结节性硬化症的同时被确诊。2013 年注册成立了结节性硬化症罕见病关爱中心，长期以来在病患群体药物可及性、社会融合、TSC 疾病宣传、搭建正规便捷的医疗渠道、为医学研究者与患者提供必要的信息沟通与交流等方面作出了一定的贡献。他最喜欢的话是：把脸迎向阳光，就看不到阴影。

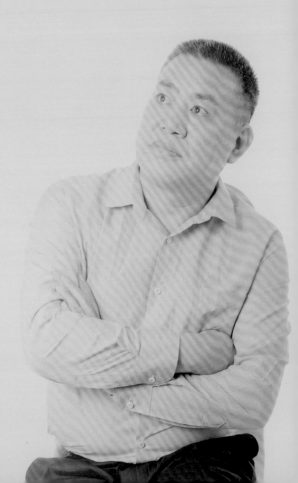

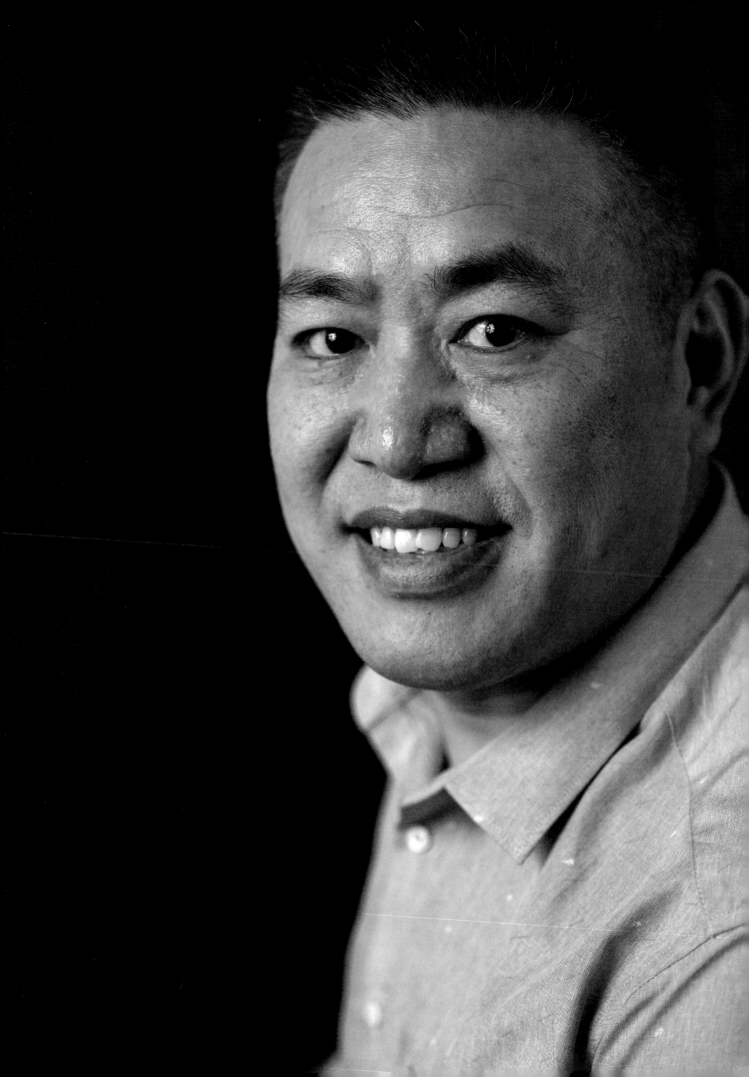

亮点连接不凡人生

脑白质营养不良

肾上腺

轩飞（化名）四十四岁

肾上腺脑白质营养不良（adrenoleuko dystrophy，ALD）是一种罕见的遗传代谢病，是由位于 X 染色体上的 *ABCD1* 基因突变引起的，该突变导致极长链脂肪酸（very long chain fatty acid，VLCFA）无法正常代谢，从而造成神经系统中白质的逐渐丧失和肾上腺皮质的退化。脑型肾上腺脑白质营养不良（cALD）的患者大部分在较短时间内完全瘫痪，甚至死亡，目前无特效治疗药物。

轩飞 26 岁时出现症状。2012 年和 2014 年分别做了两次骨科手术，但并没有帮助他恢复运动能力，术后每况愈下。到 2019 年走路愈发困难，于 2019 年 7 月通过基因检测确诊该疾病，时年 41 岁。之后放弃从事多年的信息技术（IT）行业，转而发起了脑白质营养不良患者组织，已经帮助超过 800 个家庭认识疾病、面对疾病，从绝望中找到希望，开启了与众不同却更有意义的人生。

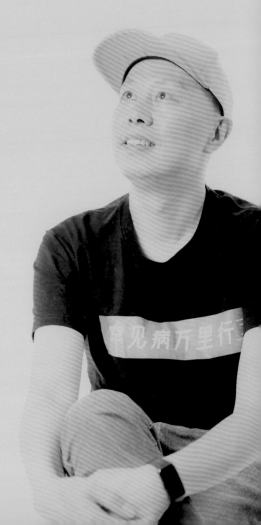

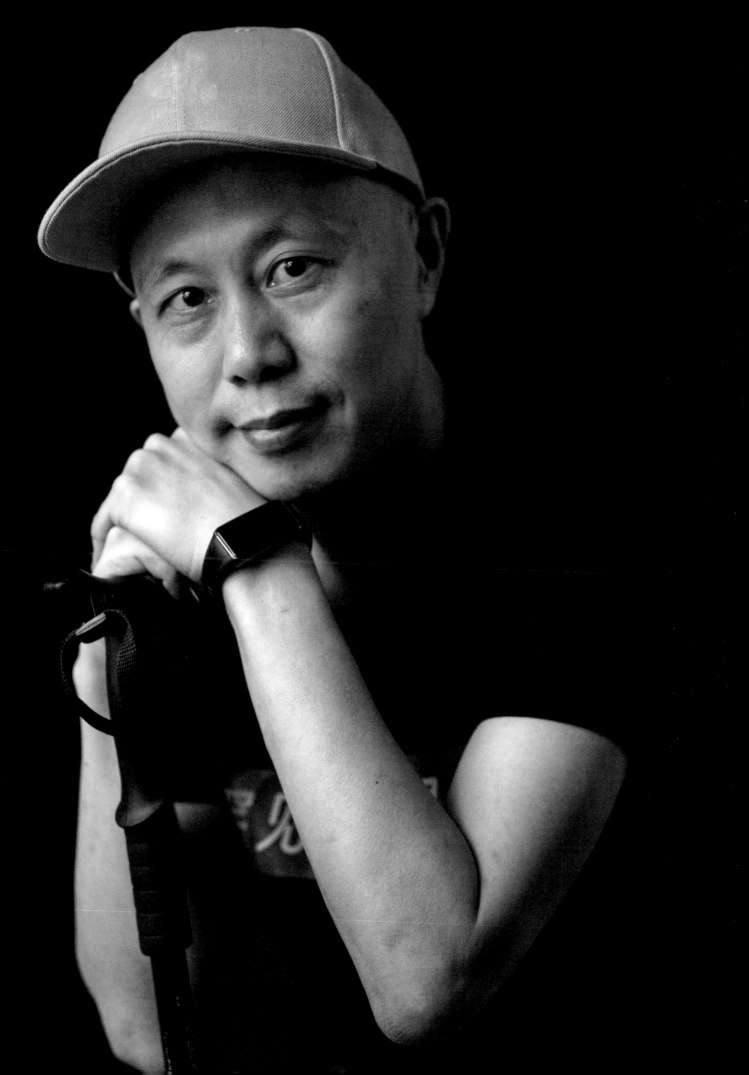

重症肌无力

让生命更有力

重症肌无力是任何人都有可能后天患上的神经系统的自身免疫性疾病，由神经与肌肉接头传导障碍引起，致全身骨骼肌的无力和易疲劳。能引起四肢运动受限及视力、发音、表情、吞咽、咀嚼甚至呼吸等生理功能弱化或丧失，劳累后加重，休息后明显减轻。中青年女性高发，高致残率和危象发生率，需终身治疗和管理。重症肌无力疗程漫长，现有药物副作用导致各类合并症，期待更有疗效、副作用更少的药物上市并能够纳入国家医保药品目录。

清昭 26 岁确诊，患病前曾做过记者，患病后曾一度消沉，在母亲的鼓励下坚持治疗，后通过写作和组织网络公益活动走出黑暗的人生"隧道"，2006 年起组织病友线下活动。2009 年因病发生危象，在重症监护室（ICU）抢救 19 天，在各界爱心人士的帮助中重获新生，后成立文字工作室助病友就业，2013 年创办了国内的重症肌无力患者组织。目前已基本回归正常生活，但每天仍需要面对时常反复的构音障碍和吞咽困难。清昭告诉病友：无常是生命的本质，每个人因独特的经历而与众不同，换个视角，疾病也在成就我们的另一种人生。

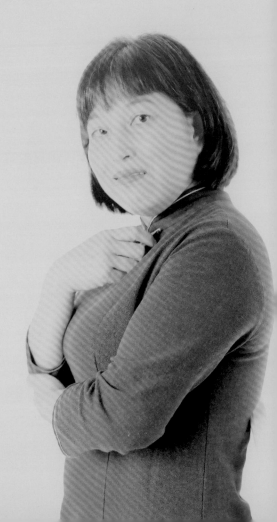

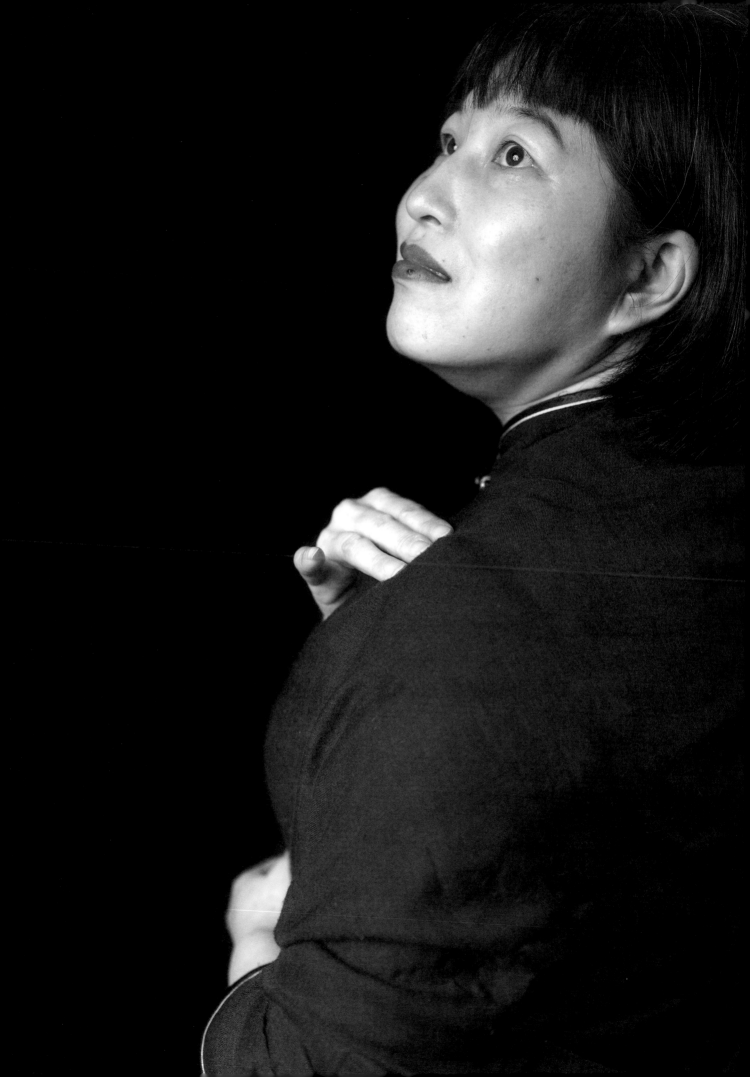

血友病

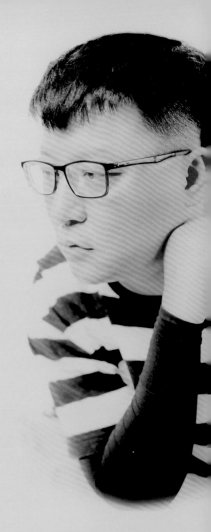

刘明生 三十九岁

反复出血的"玻璃人"

血友病属于一种 X 染色体连锁的隐性遗传性出血性疾病，是由于体内凝血因子Ⅷ（FⅧ）或凝血因子Ⅸ（FⅨ）基因缺陷，导致 FⅧ或 FⅨ缺乏，使患者终身凝血功能异常，易于出血。该病出生时就会发病，并伴随终身，如患者得不到标准规范的治疗，有很高的致残及致死率。血友病绝大多数患者为男性，女性血友病患者罕见。发病率没有地区和种族差异，在男性人群中，血友病 A 的发病率为 1/5 000，血友病 B 的发病率为 1/25 000。目前血友病用药已经纳入国家医保药品目录。

刘明生 1 岁时发病确诊，自幼跟随家人寻求治疗，走了很多弯路，由于从小身体各处反复出血，导致关节变形残疾。2008 年，血友病纳入当地居民医保后才开始按需治疗，逐渐求学、工作，赚取杯水车薪的医药费。之后在民政救助、慈善补贴的帮助下实现了零自费，开始预防治疗，不会再轻易出血，过上了近于正常人的生活。但他随时可能发生威胁生命的外伤，疾病带来的疼痛永远无法忽视。

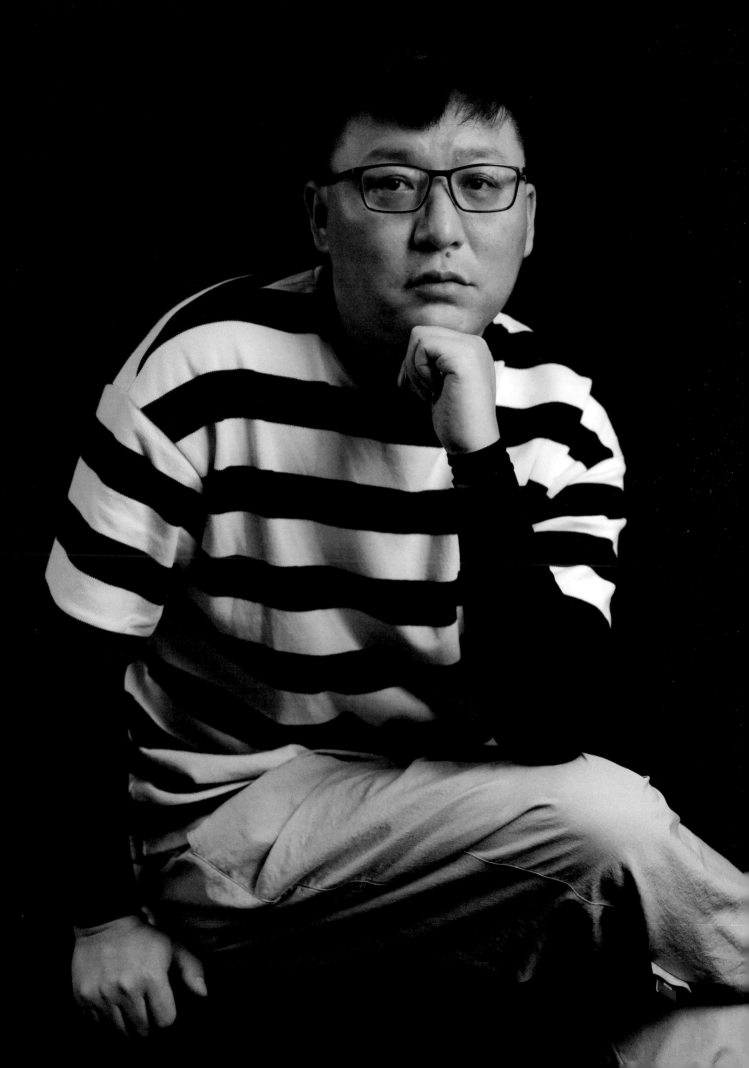

Prader-Willi 综合征

○三二一

陈子建 七岁

贪吃的"小胖"

Prader-Willi 综合征又称普拉德 - 威利综合征，因缺少 15 号染色体上一组基因的表达，引起复杂的表现，影响包括食欲、发育、代谢、认知和行为等身体的各个方面。典型临床症状为：新生儿及婴儿期肌张力低下、吸吮无力，喂养困难、哭声微弱、发育迟缓。伴（或不伴）有特殊的外观：前额窄凸、长头、杏仁眼、小嘴、薄上唇、嘴角下垂、小手小脚，男童大多数为隐睾。1~3 岁后食欲旺盛无法控制，缺少饱腹感，有强烈的索食行为，导致体重快速增加，造成威胁生命的肥胖。6 岁前发展迟缓，轻到中度智力障碍，易暴怒，顽固、对抗、敌对性、行为偏差，一生须在看护下生活。

陈子建出生后通过基因检测确诊，目前主要表现为生长发育迟缓、贪吃、情绪不稳定、智力障碍，需要每天自行注射生长激素。主要家庭收入为父亲的工作收入，2022 年生长激素纳入国家医保药品目录，具体费用还会随年龄和体重的增长而增长。子建已经到了上学的年纪，但还没有找到愿意接收孩子的学校，子建的家人正为此发愁。

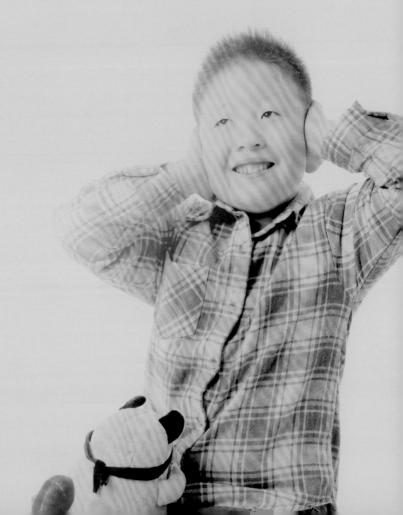

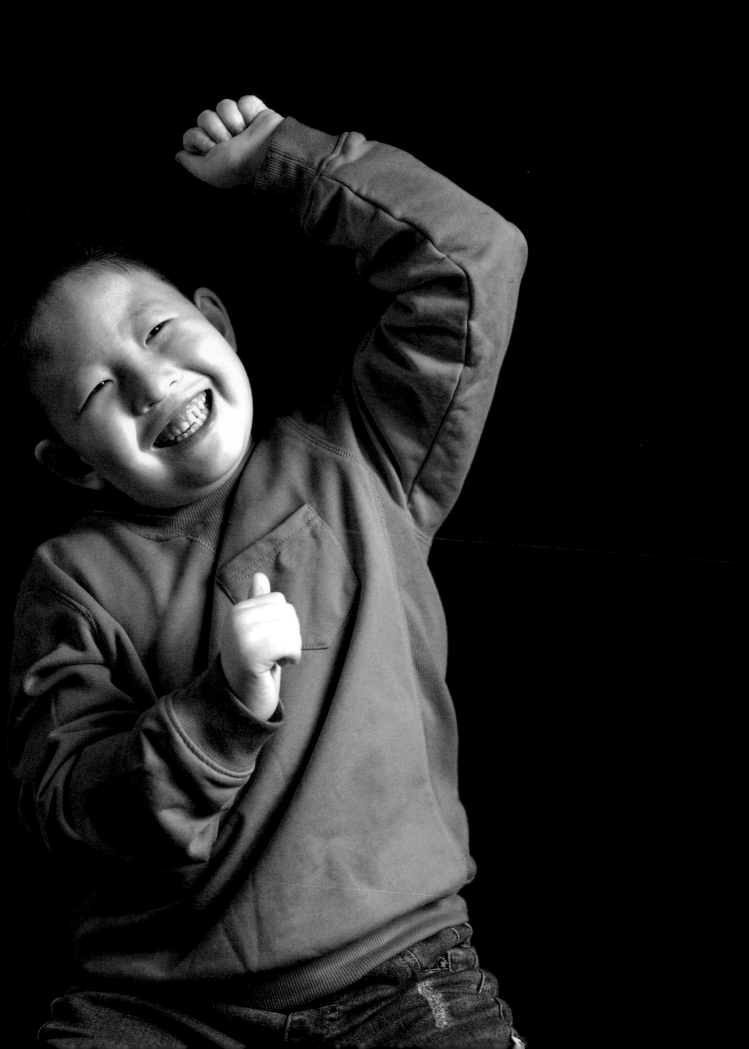

Dravet 综合征

○三二

郁郁（化名）六岁

热爱生活的 "Dravet" 宝贝

Dravet 综合征原称为婴儿严重肌阵挛性癫痫（SMEI），是一种罕见的癫痫性脑病，其发病率约为 1/15 700~1/40 900。患者通常在 1 岁以内以热性惊厥起病，表现为反复的全面性或半侧阵挛发作，1 岁以后出现多种类型的癫痫发作。接触中高温度的固体或液体、闷热环境，因感染或接种疫苗导致的发热，均有可能诱发癫痫发作。此外，患者容易出现癫痫持续状态，长时间持续可导致急性脑病，增加死亡风险。本病死亡率高，文献报道约为 10.1%。其他常见症状包括认知、行为、语言和运动障碍等。

郁郁 6 个月大时突发严重癫痫，造成了较为严重的脑损伤，需要长期服用抗癫痫药物、配合康复治疗。由于郁郁的癫痫一直难以控制，妈妈不得不辞去工作在家照顾，全家唯一的收入来源是爸爸的工作收入，但郁郁的治疗费用对她的家庭来讲有些大。郁郁平时喜爱背诵唐诗，总是能一字不差地准确背诵，在得到家人的表扬后，还会开心地鼓掌。

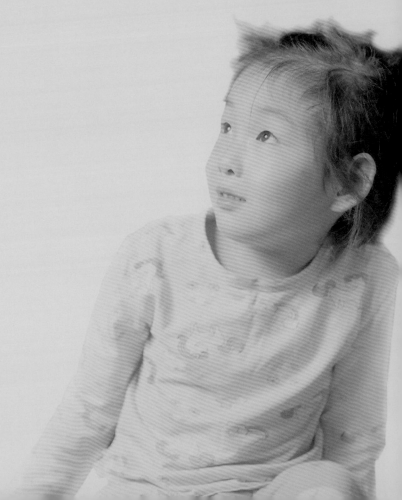

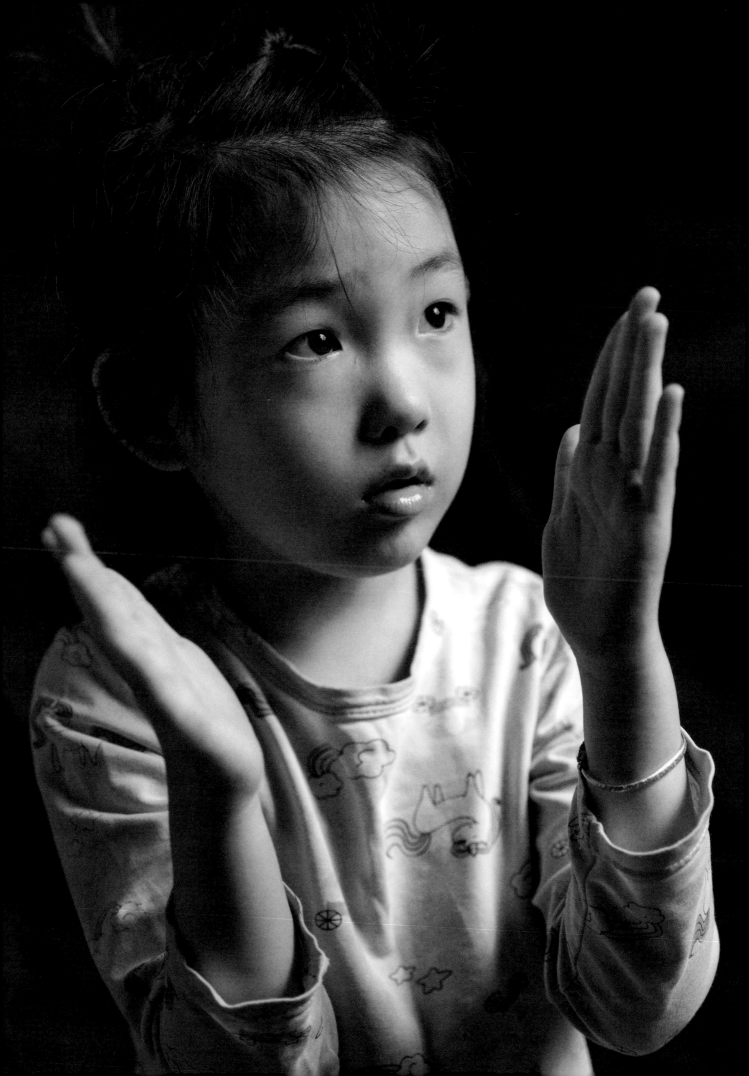

苯丙酮尿症

杨力志 十二岁

"不食人间烟火"的孩子

苯丙酮尿症是一种氨基酸代谢病，为常染色体隐性遗传，由于代谢酶活性不足或缺失，使得苯丙氨酸不能转变成为酪氨酸，导致苯丙氨酸及其酮酸蓄积，并从尿中大量排出。临床表现不一，主要特征为智力低下、精神神经症状、湿疹、皮肤抓痕征及色素脱失、脑电图异常，以及尿液、汗液中有鼠尿味等。如果能得到早期诊断和早期治疗，前述临床表现可不发生，智力正常，脑电图异常也可得到恢复。主要治疗方式为饮食控制，限制苯丙氨酸摄入，补充酪氨酸或用补充酪氨酸取代饮食。

杨力志出生后通过新生儿筛查确诊为苯丙酮尿症，因为这类患者终身都吃不含蛋白质的食物，需要服用特殊医学用途配方食品，所以这类群体也被称为是"不食人间烟火"的孩子。杨力志的爸爸是残障人士，家庭收入不稳定，但如果不能及时服用特殊医学用途配方食品会带来很多的不良影响：如发育迟缓、脑损伤等。现在力志严格要求自己，控制饮食，并且学习成绩优异，是一个非常优秀的孩子。

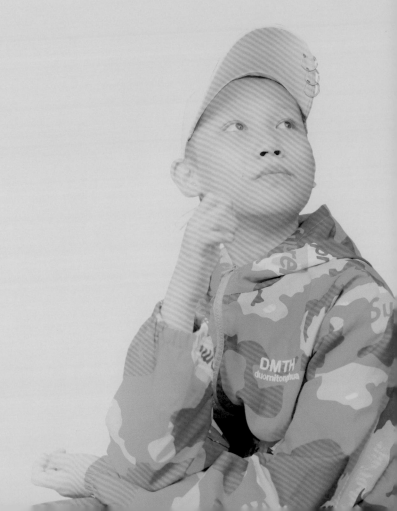

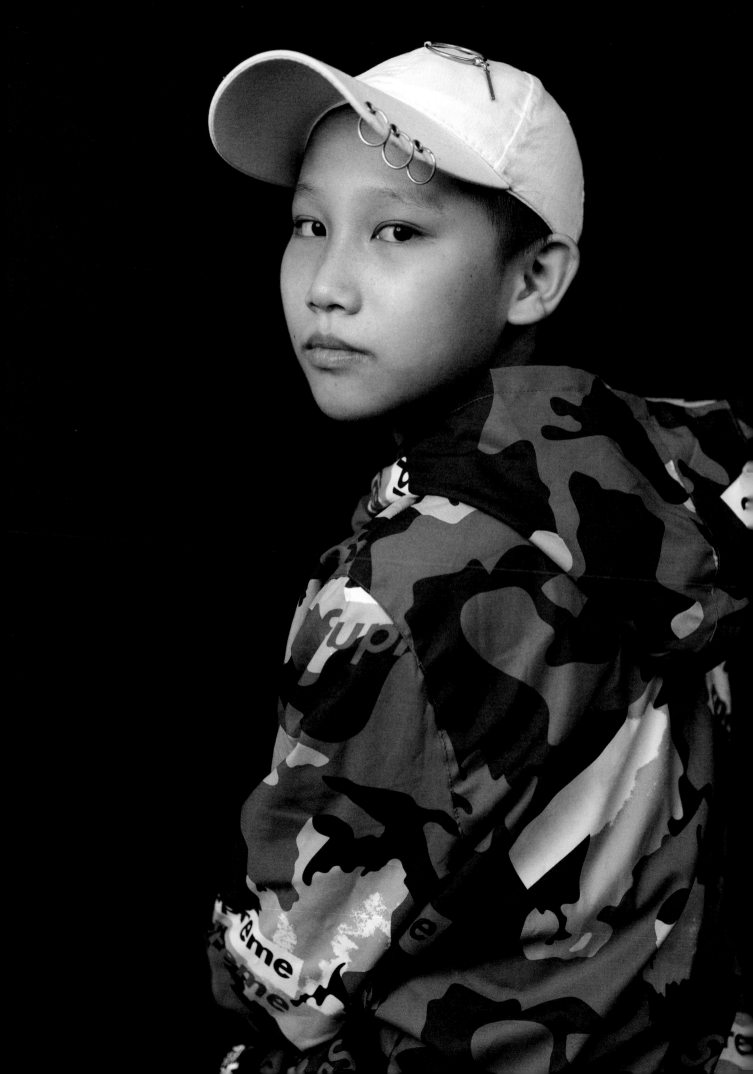

视网膜母细胞瘤

〇三五

乔安琪 三岁

看见希望的白色眼睛

视网膜母细胞瘤是一种起源于胚胎视网膜细胞的眼内恶性肿瘤，为常染色体显性遗传。儿童早期即发病，发病率约为 1/21 000~1/10 000，多在 4 岁以前发病。其临床表现为早期出现眼底灰白色肿块，开始在眼内生长时外眼正常，多无自觉症状，所以很难发现。

乔安琪出生后眼睛分泌物多、容易流泪，还没满月就确诊为视网膜母细胞瘤晚期，开始了漫长的化疗之路。但每次介入治疗后，都会出现新的并发症——白内障、青光眼、眼底出血等。安琪完全失去了视力，但好在保住了眼球。现在她的情况较为稳定，只需要半年复查一次，安琪的父母也轻松了许多。

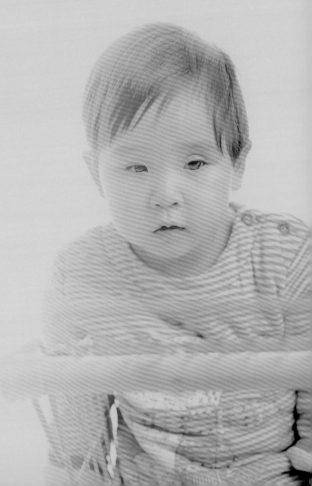

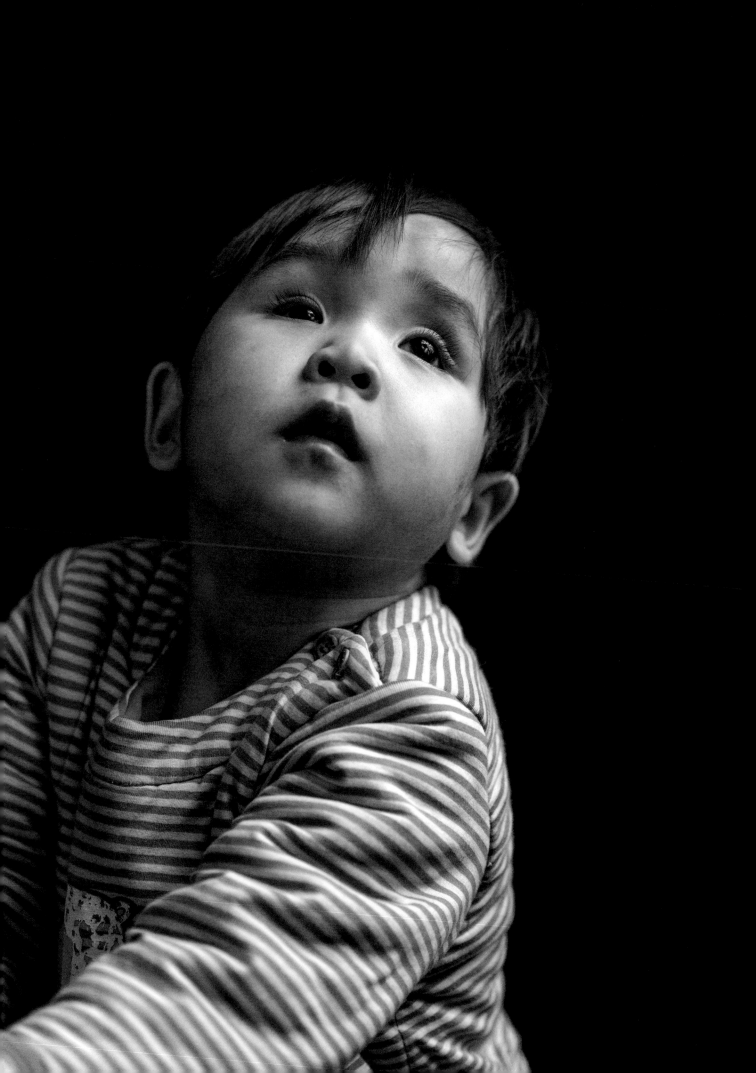

糖原累积病II型

王昀璐　五岁

为蓬佩女孩续上呼吸

糖原累积病II型又称蓬佩病，是一种溶酶体贮积症。由于患者体内一种 α-1，4- 糖苷酶（也称为酸性麦芽糖酶）缺陷或完全缺乏，导致糖原不能被正常分解，堆积在溶酶体细胞内，造成溶酶体细胞的增生和破坏，相应的脏器组织结构和功能受到损害，当呼吸肌或心肌受到影响时可危及生命。治疗药物为注射用阿糖苷酶 α。

王昀璐 3 岁时由于肺炎住进 ICU，并确诊为糖原累积病症II型。由于必须使用呼吸机、吸痰机等辅具，且为了保证无菌环境，昀璐的妈妈自学护理，在卧室里建起了"小型 ICU"。在昀璐确诊的同时，蓬佩病的特效药物纳入了山东省大病医疗保险，每年的医疗费用可以通过大病医疗保险报销 80%。昀璐顺利地使用上了药物，现在她情况越来越好了。

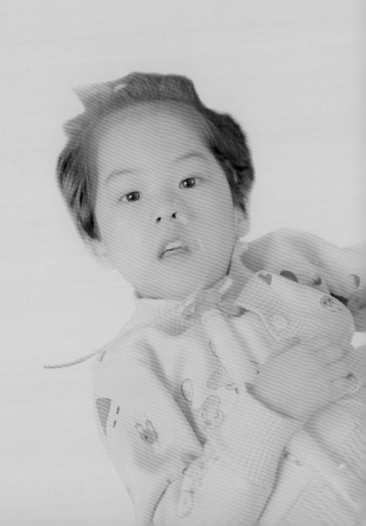

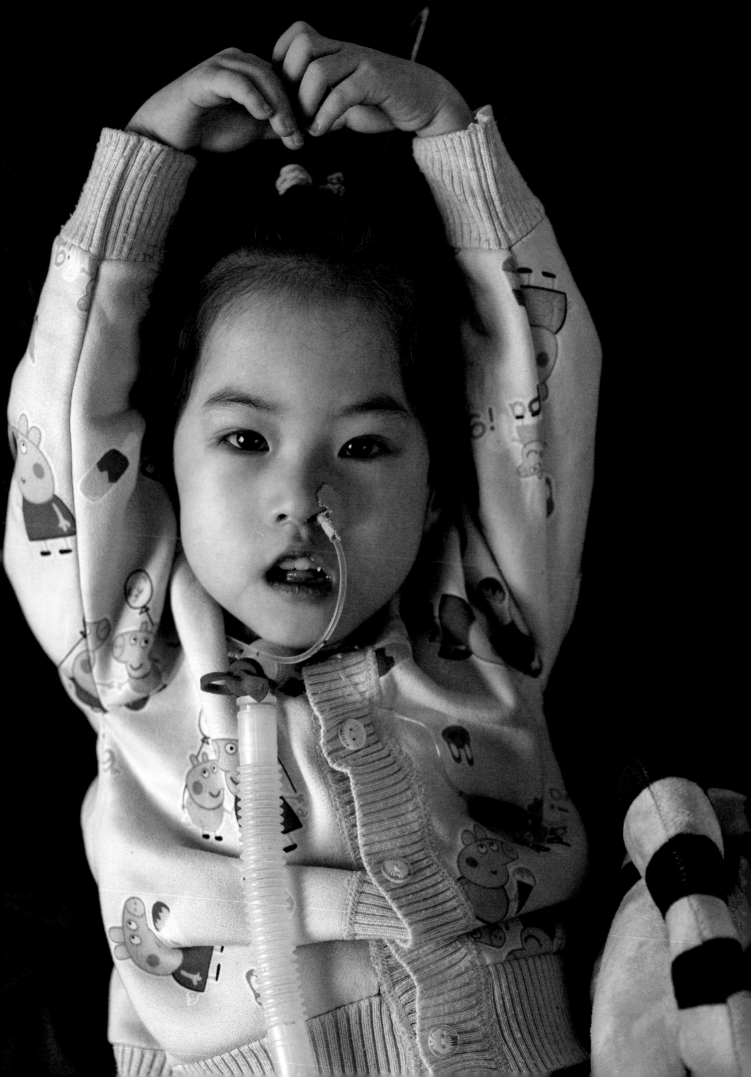

少年黄斑变性

○三七

陈伟　三十五岁

音乐让他看见更多

少年黄斑变性（Stargarde）也称先天性黄斑变性，大多数在 8~14 岁开始发病，为常染色体隐性遗传性眼病，据罕见病数据库 Orphanet，其发病率在 1/10 000 左右。发病原因与视网膜色素上皮细胞内脂质沉着有关，由于这类细胞的变性，致黄斑脉络膜和视网膜萎缩。散发型者较少，患者双眼受害，同步发展，性别无明显差异。本病有昼盲现象，不发生夜盲，周边视野无损害，目前无特效治疗药物。

陈伟小学五年级时视力开始下降，中心视野出现缺损，确诊为少年黄斑变性。初二因视力原因辍学后，经家人安排学习中医推拿两年。2005年毕业后来北京打工直至自己开店。2015 年学习了一年架子鼓。2017年独自一人离开北京，用两年时间到过 100 多个城市，游览了祖国大好河山。2019 年的夏天回北京后加入"8772 乐队"担任鼓手至今。现在在康复科做推拿医生。他说："眼病确实让我的生活充满荆棘，改变了我的人生轨迹，但激发了我战胜困难的勇气，也带给了我很多不期而遇。"

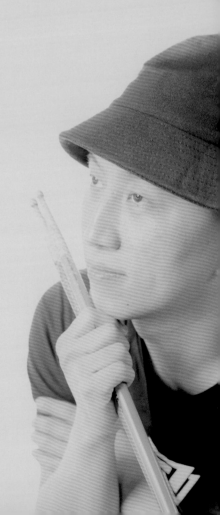

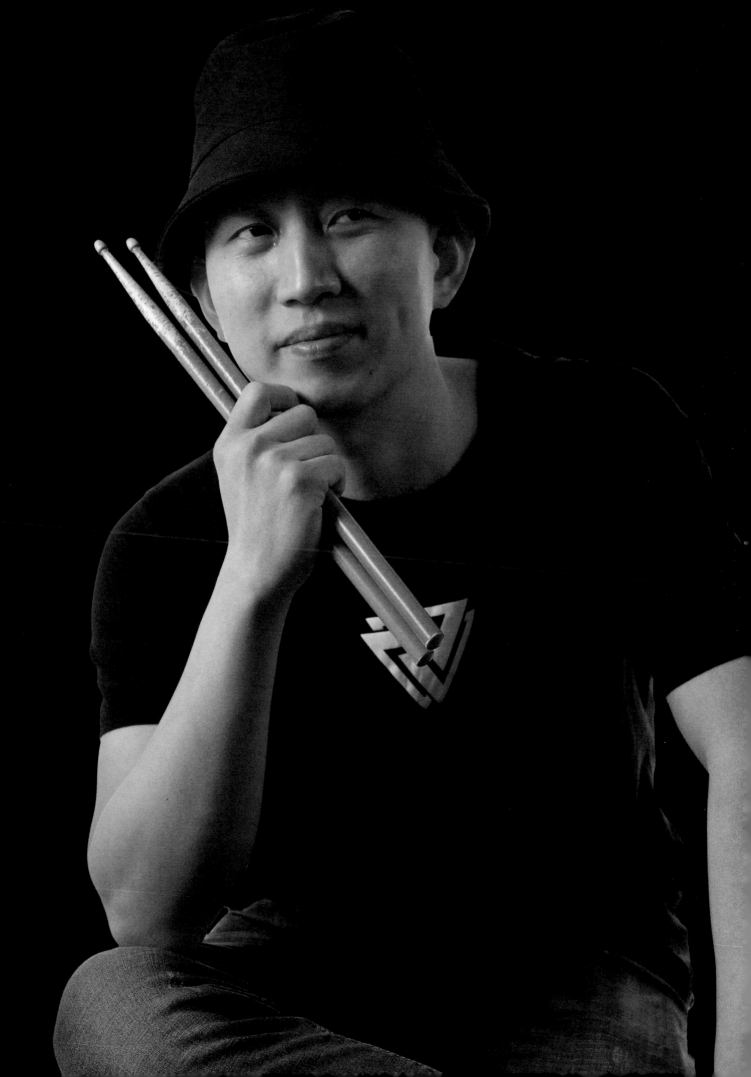

特纳综合征

杨洋　三十九岁

只有一条 X 染色体的女孩

特纳综合征（Turner syndrome）又称先天性卵巢发育不良综合征，是一种由 X 染色体缺失或者结构异常引起的先天性疾病，据罕见病数据库 Orphanet，其发病率为 1/10 000 左右，主要临床表现为身材矮小和第二性征发育迟缓，其他可能的表现为婴儿期手和足背淋巴水肿、面部多痣、肘外翻、颈蹼、盾状胸、第四及第五掌骨或趾骨骨短等。同时伴有高血糖、高血脂、心脏结构异常、肝肾功能不全、甲状腺功能减退、骨质疏松等并发症，不同患者并发症不完全一样，需要全面检查和个体化治疗，目前无特效治疗药物。

杨洋 16 岁时因为没有来月经去做检查，但因没有及时使用生长激素，目前个子只有 1.49 米。23 岁确诊后积极治疗，现在确诊的并发症有肝功能不全、桥本甲状腺炎、骨质疏松、卵巢功能减退。她在 2012 年 12 月成立了患者组织，致力于特纳综合征患者的社会融入和政策倡导等工作。她想对特纳综合征病友说：放下心理包袱，用心去创造爱，感受生命的快乐，相信我们的明天更美好。

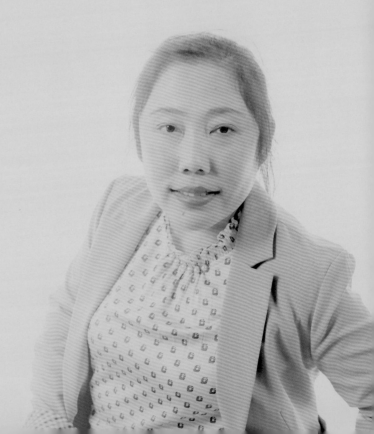

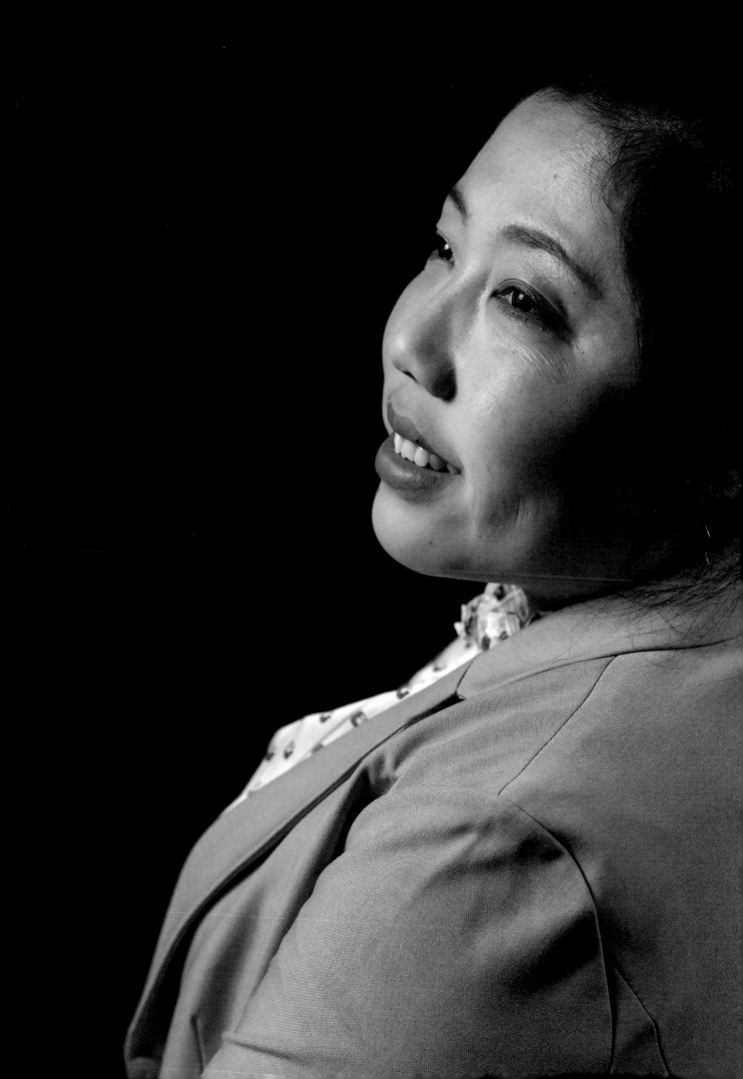

视神经脊髓炎

王悦 二十五岁

视力向下、生命往上

视神经脊髓炎是一类视神经和脊髓中枢神经系统炎性脱髓鞘疾病。分为单时相型病程、复发型病程和进展型病程，是一种复发率非常高的疾病，90% 以上的患者都会复发。女性发病率高于男性，平均发病年龄在 40 岁前。治疗药物有萨特利珠单抗、伊奈利珠单抗、依库珠单抗等，目前萨特利珠单抗、伊奈利珠单抗已纳入国家医保药品目录。

王悦与疾病相处了 10 年。目前使用免疫抑制剂进行缓解期预防复发的治疗，每半年需要到医院输一次液。因为疾病多次复发，没有考进满意的学校，工作也不稳定，为此她一直遗憾和担忧。目前她的病情比较稳定，王悦希望药物可以有更高的报销比例，给患者的家庭减少一些经济压力。

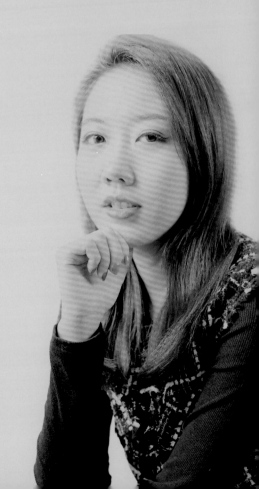

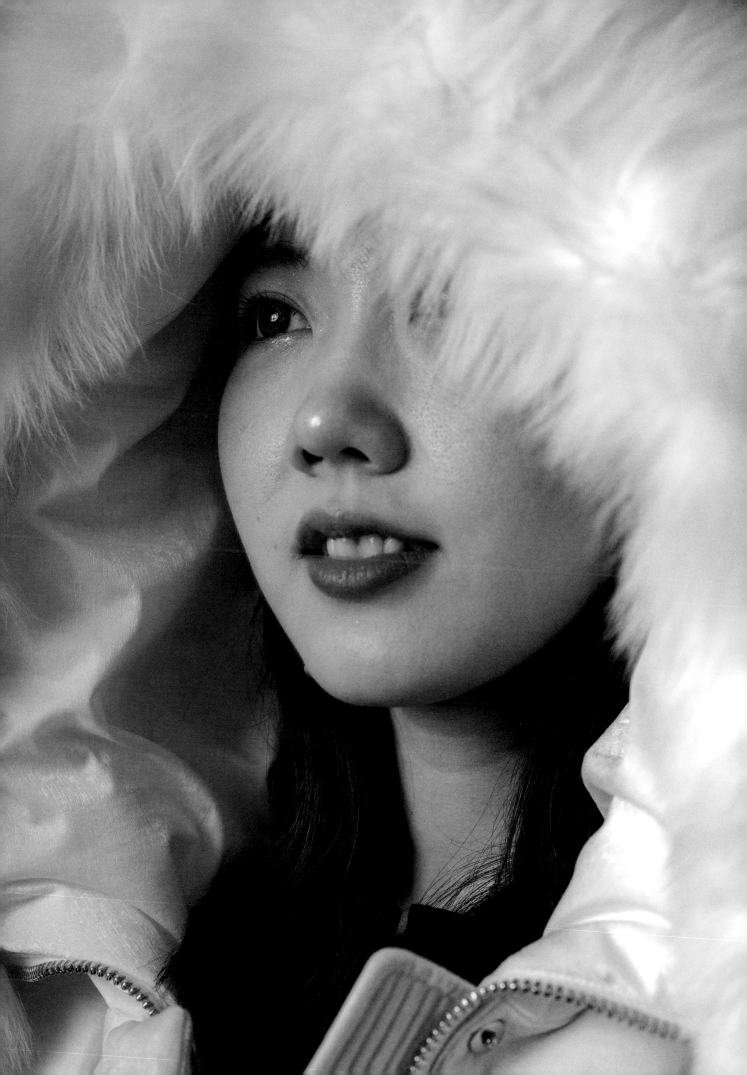

进行性半侧颜面萎缩

〇四十

田雨 三十三岁

我的颜值我做主

进行性半侧颜面萎缩（progressive hemifacial atrophy，PHA）又名帕罗综合征（Parry-Romberg syndrome，PRS），是一种罕见的疾病，以患侧面部皮下软组织、肌肉及骨软骨结构的慢性进行性萎缩为特征，可能与三叉神经有关。该病在 1825 年和 1846 年分别由 Parry 和 Romberg 所描述，因此被称为帕罗综合征。1871 年 Eulenberg 将其重命名为进行性半侧颜面萎缩。PHA 发病率较低，据罕见病数据库 Orphanet，其发病率在 1/700 000，因面部不对称畸形，常给患者身心健康带来严重影响。

田雨是一位罕见病领域公益人。青春期开始发现左侧额头部位有萎缩凹陷，病灶部位不疼不痒，以为是青春期长痘留下的疤痕，加上有刘海儿遮挡，没当回事，直到病灶面积越来越大，2017 年才去医院检查并确诊为局限性硬皮病，2022 年又重新诊断为进行性半侧颜面萎缩。这个病最主要的影响是造成面部半侧颜面不同程度的萎缩，但具有自限性，发展到一定阶段后就不再继续发展了。因为罕见病的缘故，田雨和公益工作结缘，作为群体中的一分子，也希望为罕见病事业尽一份力。

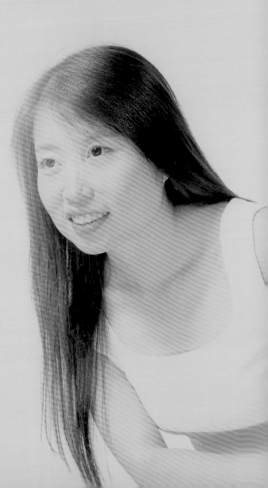

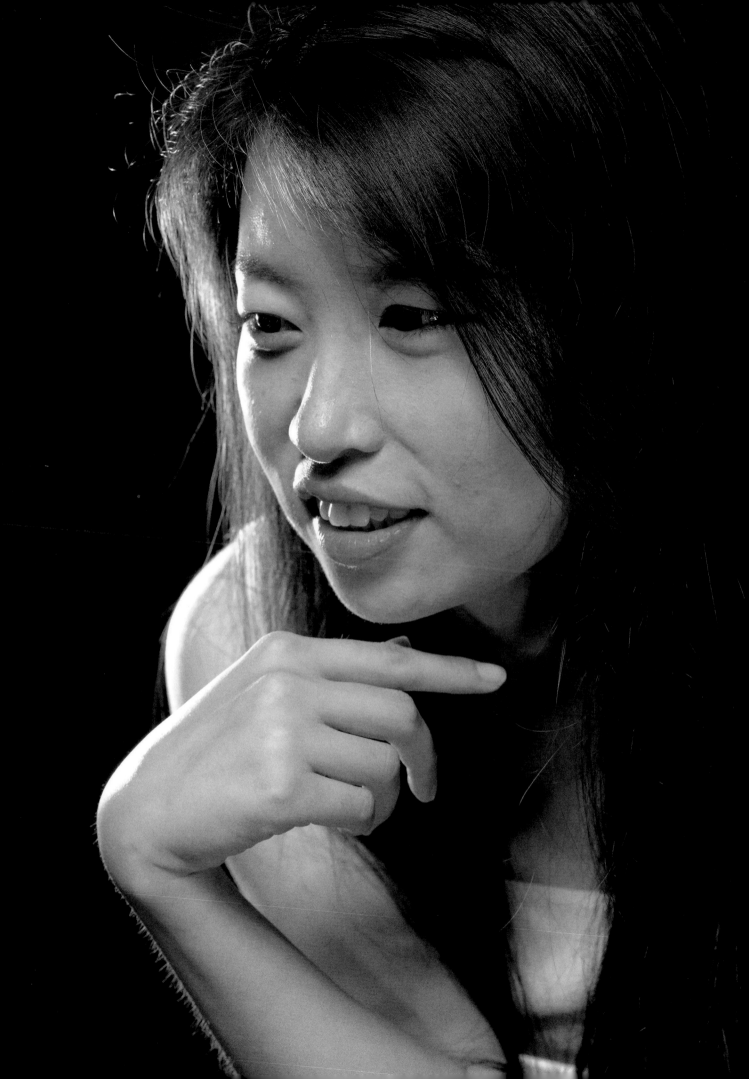

黏多糖贮积症Ⅰ型

不断拓展可能的"糖宝宝"

黏多糖贮积症Ⅰ型是一种遗传代谢性疾病，主要由于编码降解黏多糖的酶的基因突变，致体内溶酶体水解酶活性降低或发生缺陷，使黏多糖不能完全降解，蓄积在体内而引起相应症状。常在1岁左右逐渐出现异常表现并加重，主要表现为面容粗陋、骨关节畸形、智力落后、角膜混浊、关节僵硬、肝脾增大等。不同亚型黏多糖贮积症的症状略有不同，且严重程度不一，其中Ⅰ型约占所有患者的13.7%。目前治疗药物为拉罗尼酶。

邓金鹏出生半年后，出现手指蜷缩、难以伸直的症状，到学习走路时开始频频摔倒。2003年通过基因检测确诊为黏多糖贮积症Ⅰ型。五六岁时，全身的骨头越来越"硬"，关节活动困难，腿关节畸形，走路无力，七八岁时，不得不坐上了轮椅。随后视力下降、呼吸变粗重，特别容易感冒。2010年冬，邓金鹏的身体状况急转直下，但强烈的求生欲望让他熬过了这一天，并变得更加开朗。坐轮椅十多年的他，每天都要在床边走上几十个来回，坚持打卡2 000步。他也不断拓展生活的可能，喜欢拍些创意照片，喜欢看世界一级方程式锦标赛、斯诺克比赛等。

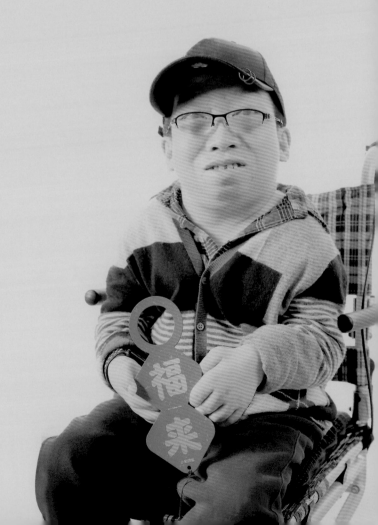

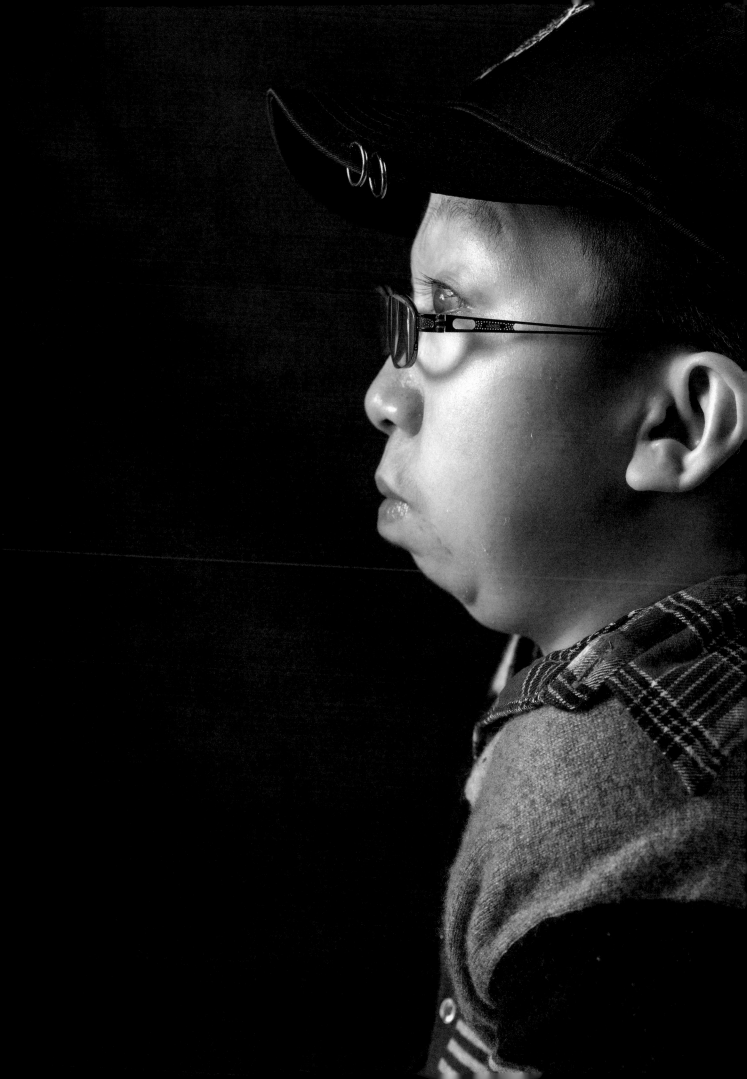

腓骨肌萎缩症

彭雨璇 二十三岁

腓骨肌萎缩症女孩

腓骨肌萎缩症是一类遗传性周围神经疾病，发病率约为 40/100 000，发病机制尚不明确，遗传基础复杂，目前已知的致病基因超过 100 个。患者常常在儿童或青少年期发病，起病隐匿、不易察觉、进展缓慢、一般不影响寿命。主要症状是缓慢加重的腿、足和手部肌无力及肌萎缩，常伴有感觉障碍、高弓足、腱反射消失等。目前尚无特效治疗。

彭雨璇出生时一切正常，但渐渐发现和其他孩子相比，她不会跳跃、跑动，到 5 岁左右双脚开始出现内翻，穿矫正鞋但效果不理想。2007 年 7 月赴北京和上海就医，医生诊断为遗传性运动感觉神经病。2008 年通过软组织松解术治疗，之后又因为内翻严重，于 2013 年再次通过手术治疗。高中阶段出现嗜睡情况，考试也会睡着，上大学后嗜睡的问题特别严重，另外出现呕吐症状，时好时坏。2017 年，基因检测确诊为腓骨肌萎缩症1E 型。2022 年出现阻塞性睡眠呼吸暂停综合征。

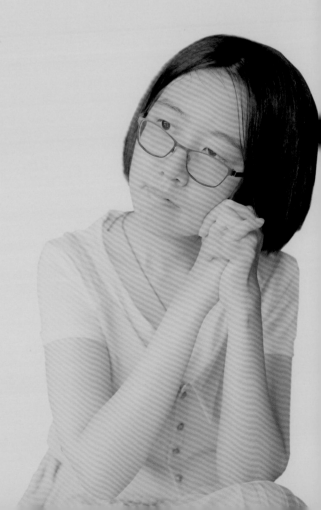

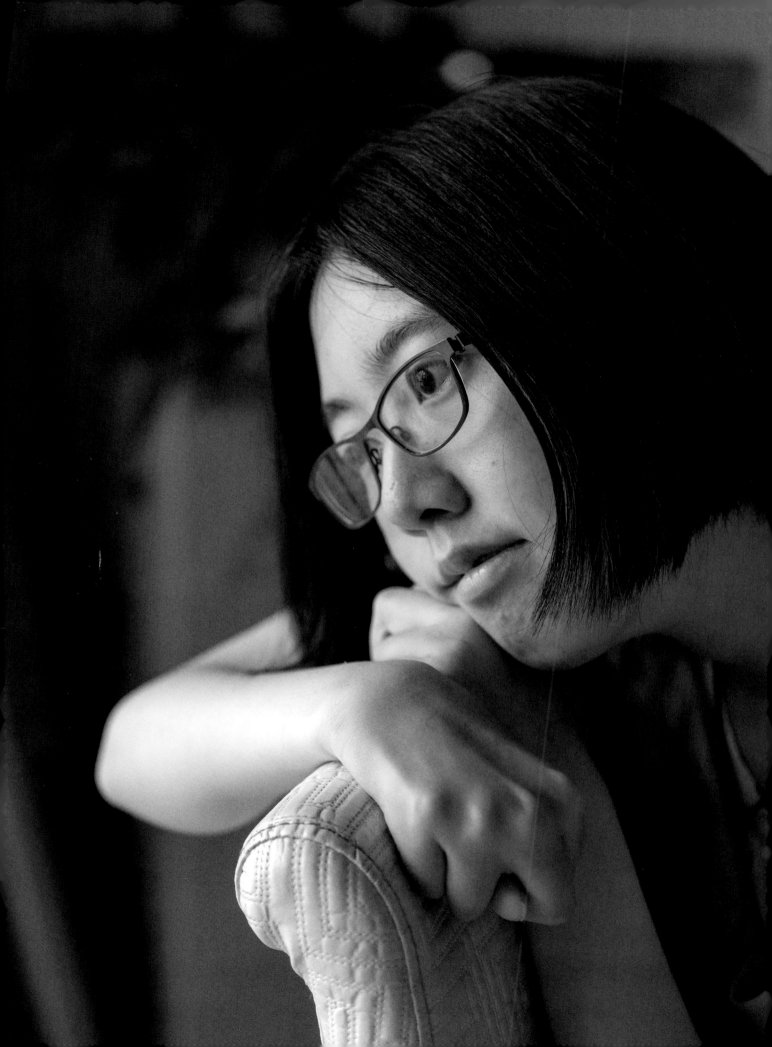

特发性心肌病

赵谷平 六十七岁

与心肌病战斗到老

特发性心肌病是一组异质性心肌疾病。由各种不同原因（常为遗传原因）引起，伴有心肌机械和／或心电活动障碍，常表现为不适当的心室肥厚或扩张，可导致心功能不全或心血管意外。原发性心肌病是指病变仅局限在心肌，根据发病机制，又分为遗传性、遗传和非遗传混合性及获得性 3 种。此处特发性心肌病（idiopathic cardiomyopathy）主要指以遗传性为主（包括混合性）的心肌病，包括特发性或家族性扩张型心肌病、致心律失常型右心室发育不良／心肌病、特发性或者家族性限制型心肌病、左心室心肌致密化不全以及遗传性转甲状腺素蛋白相关心肌淀粉样变。目前该病有特效药物，已纳入国家医保药品目录。

赵谷平 2012 年开始出现心肌病，并逐渐累及身体多处器官，2016 年正式确诊为转甲状腺素蛋白淀粉样变，姐姐也在不久后确诊。在确诊初期，治疗药物还没有纳入国家医保药品目录，每年需要支付高昂的药费和住院费用，赵老师夫妻俩靠退休金生活，原来的积蓄早已花光。好在治疗药物已经纳入国家医保药品目录，每年需自付的费用大大降低。目前，他的病情涉及心脏等身体多处器官，生活多有不便，但精气神十足，如果不是那根拐杖，很难看出不便。

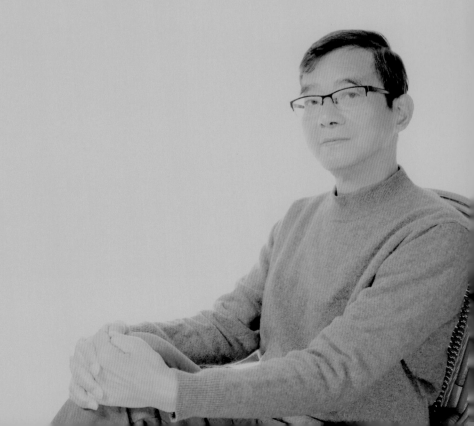

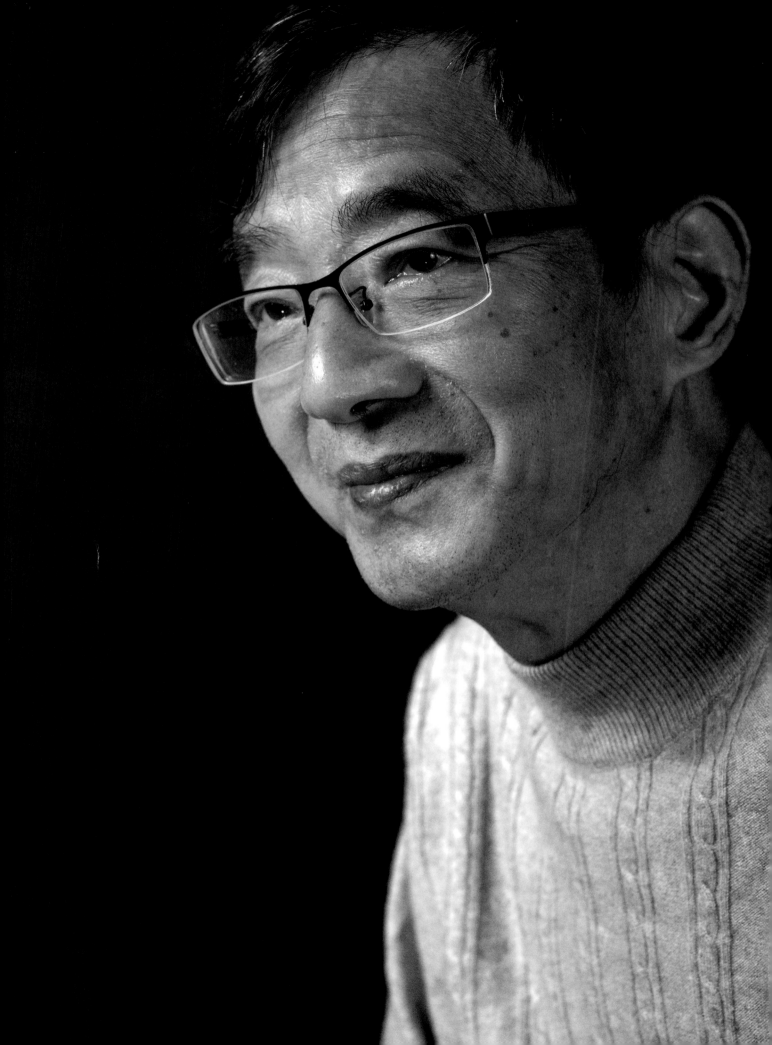

枫糖尿症

葛陈汐 二岁

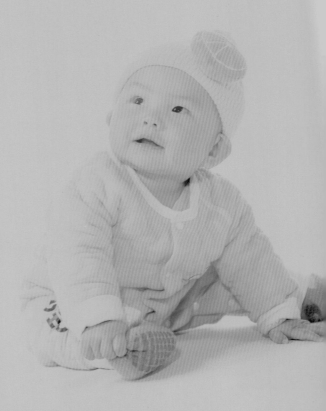

愿甜度超标的你快乐成长

枫糖尿症（maple syrup urine disease，MSUD）是一种罕见的常染色体隐性遗传的支链氨基酸代谢病。由于支链酮酸脱氢酶复合体（branched chain keto acid dehydrogenase complex，BCKAD）缺陷导致亮氨酸、异亮氨酸、缬氨酸等支链氨基酸的酮酸衍生物氧化脱羧作用受阻，大量支链氨基酸及其相应酮酸衍生物在体内蓄积，从而引起一系列神经系统损伤表现。因患儿尿液中含有大量的支链酮酸衍生物，具有香甜的"枫糖"气味而得名。MSUD 主要临床特征为发作性或慢性脑损伤，血浆中异亮氨酸增高有诊断价值。目前该病主要靠特殊医学用途配方食品控制治疗。

葛陈汐出生一周就被确诊为枫糖尿症，这意味着陈汐可能需要终身用药并严格控制饮食，食用特殊医学用途配方食品，否则就会出现酸中毒等情况，影响智力和生长发育。特殊医学用途配方奶粉价格昂贵，由于经济压力，陈汐妈妈每次会通过团购方式囤十来罐奶粉，以备奶粉断货，看着陈汐因营养跟不上、脸色苍白，陈汐妈妈十分心疼，四处奔走、想办法，有时候病友之间还会匀一匀。通过特殊医学用途配方奶粉喂养，陈汐的体重已经有明显增加，也能和家人互动。妈妈说以后想给孩子做肝移植手术，希望孩子长大后能自由地吃自己喜欢的食物。

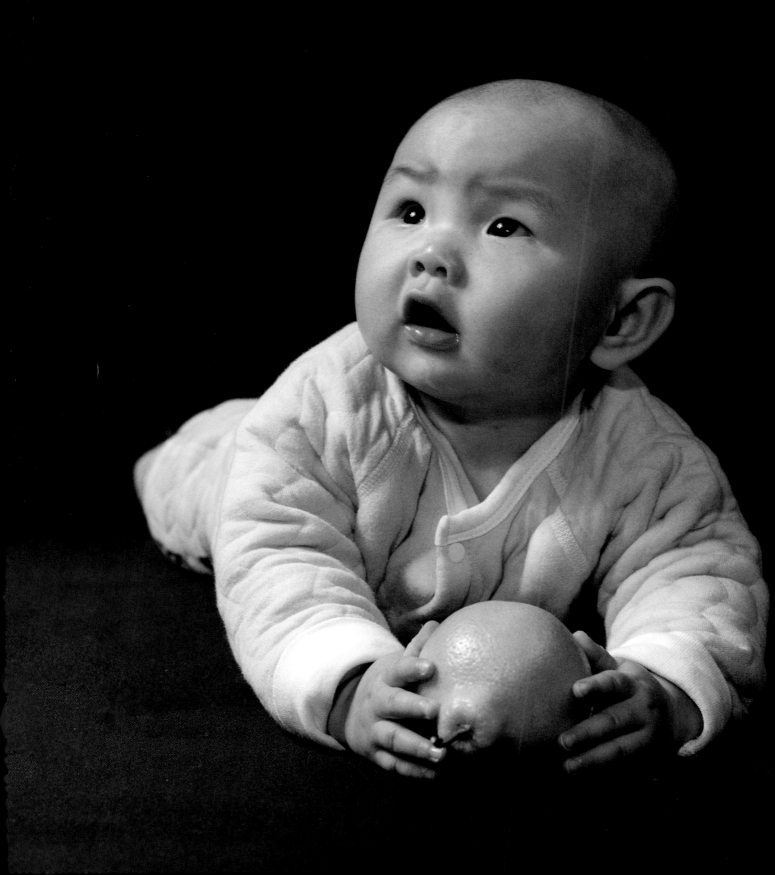

Dup15q 综合征

染色体的"小重复"，生长发育的"减速条"

Dup15q 综合征又称母源性 15q 重复综合征，是 15 号染色体长臂 11.2 到 13.1 区段遗传物质重复导致的神经发育性疾病，症状和重复量的多少、重复的方式（三倍、四倍等）相关，主要症状是发育迟缓、认知落后，部分会表现出自闭症状，癫痫发作非常普遍。有特殊面容，肤色普遍偏黑；肌张力低，表现为身体偏软，头无法自主竖立，翻身、坐起、站立和走路都落后于同龄儿；认知落后会逐步显现，没有对视，说话晚或者终身无口语，智力水平大幅落后。生活基本无法自理，需要终身看护。目前除了药物对症处理癫痫，尚无任何治疗手段，只能通过康复训练来缓慢改善。

张泽昀（小名二宝），重复量 5.45Mb、4 倍重复，在目前发现的 Dup15q 综合征孩子里面症状严重。他的妈妈在孕期 6 个月的时候发现了体重连续几周无增长，数次住院情况未见明显好转，最后医院建议做羊水穿刺，但因为种种原因直到孩子出生未能做成。出生后二宝进入儿童 ICU，喂养困难。出院回家后，因身体太软，家人过来抱他时还要单独用一只手托着他的头。6 个月时开始进行康复训练，11 个月能独立坐稳，1 岁半可以站稳，2 岁 5 个月才会走。到目前为止，二宝只能发几个简单的音。认知水平不足 2 岁。7 岁时出现了癫痫，服用药物后得到了基本控制，现在二宝能自己吃饭，上厕所还需要有人提醒和帮助，一直戴着尿不湿。目前在特殊学校上一年级。

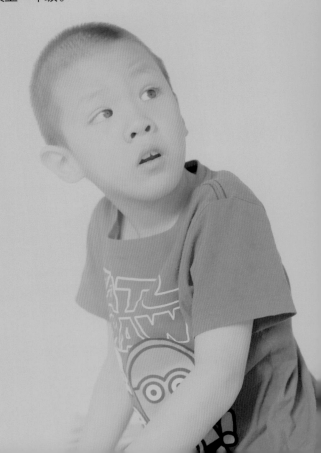

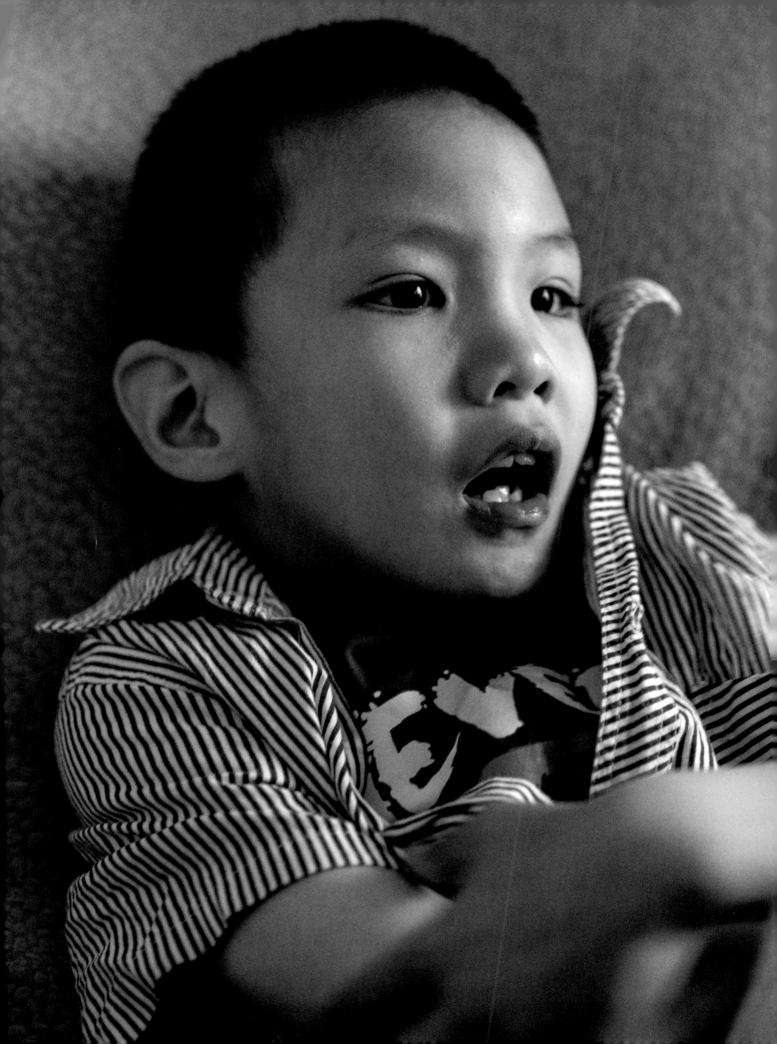

〇四六

小娟（化名）三十岁

罕见的淋巴结肿大

Castleman 病又称巨大淋巴结病或血管滤泡性淋巴结增生症，主要以单个或多个部位的淋巴结肿大为特点，部分患者可能伴有全身症状以及全身多系统的受累，如肝脾大、贫血等，全球范围发病率约 1/100 000。

2021 年 4 月，小娟因身体不适接受检查，意外发现腋窝下有一个鸡蛋大小的结节需要手术切除。切除后，通过病理检查确认结节性质，被初步诊断为 Castleman 病。她前往大医院进行了血液、造影、磁共振等多项检查，被确诊为透明血管单中心型 Castleman 病。医生叮嘱她需要定期复查，目前没有其他病灶，各项指标也非常正常。在医院工作人员的指导下，她加入了该病的公益组织，发现全国有许多和她一样的患者。2021 年 9 月，她结婚了。2022 年 9 月，她的第一个宝宝出生了。她说，她一度以为生病是最难过的事情，也是这个经历让她感受到生命之美和身边人的爱。

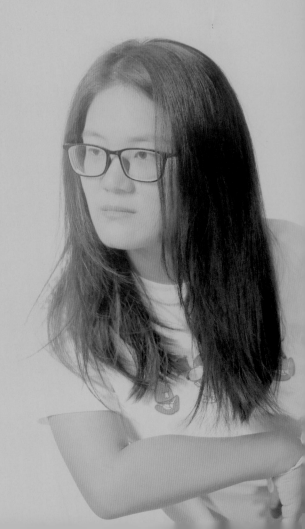

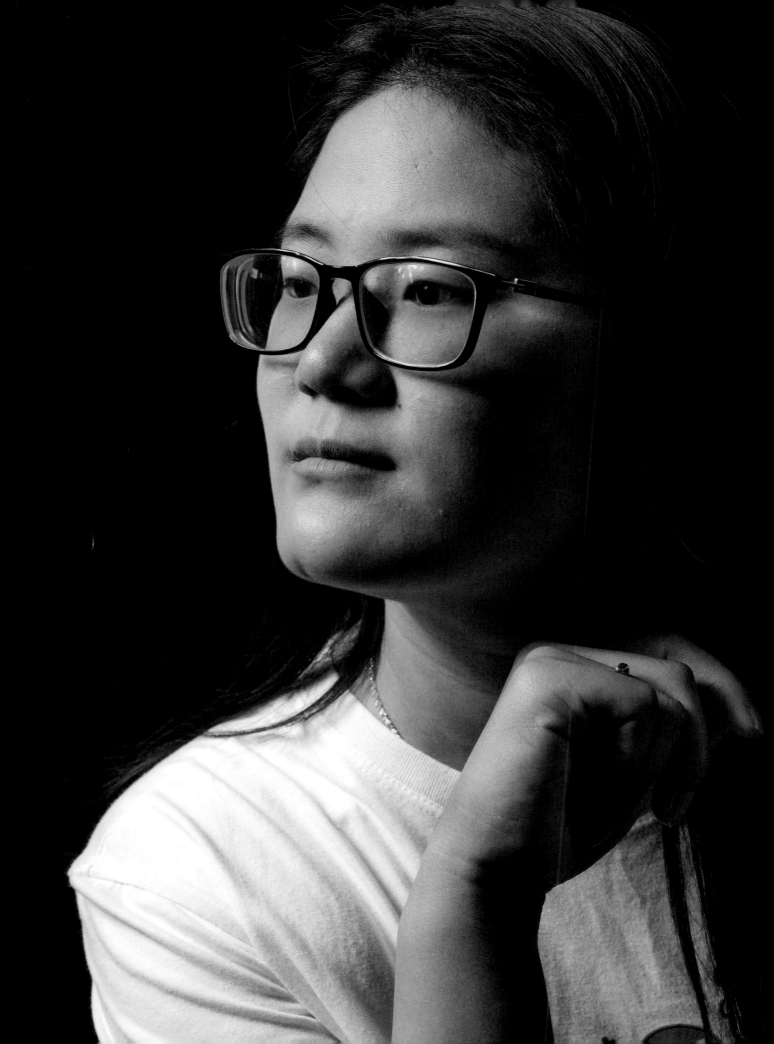

横纹肌肉瘤

○四七

王梓念 七岁

"流窜"全身的软组织肉瘤

横纹肌肉瘤是起源于横纹肌细胞或向横纹肌细胞分化的间叶细胞的一种恶性肿瘤，据罕见病数据库 Orphanet，其发病率在 1/170 000。横纹肌肉瘤发病率次于恶性纤维组织细胞瘤和脂肪肉瘤，居软组织肉瘤的第三位。成人少发，男性多于女性。胚胎型横纹肌肉瘤，多发于 8 岁前儿童（平均发病年龄为 6 岁）；腺泡型横纹肌肉瘤多见于青春期男性（平均发病年龄为 12 岁）；多形性横纹肌肉瘤常见于成人，也可见于儿童。

王梓念本该在校读书的梓念不幸查出了横纹肌肉瘤这种罕见病。在2023 年初寒假期间，她出现嗜睡的症状，家长以为孩子只是玩累了，需要休息一下。但一周后梓念出现面瘫并偶尔呕吐，检查和住院都未能发现问题。直到有一天下午，梓念说她看东西有重影，多次检查转诊后，医生诊断为脊索瘤，经术前评估医生建议家人保守治疗，但家长综合考虑后决定继续寻求医疗救助。一次会诊后，梓念被诊断出患有横纹肌肉瘤，属于腺泡型高危Ⅳ期。她入院后接受了化疗，治疗周期预计为一年，之后还需要进行随访复查。

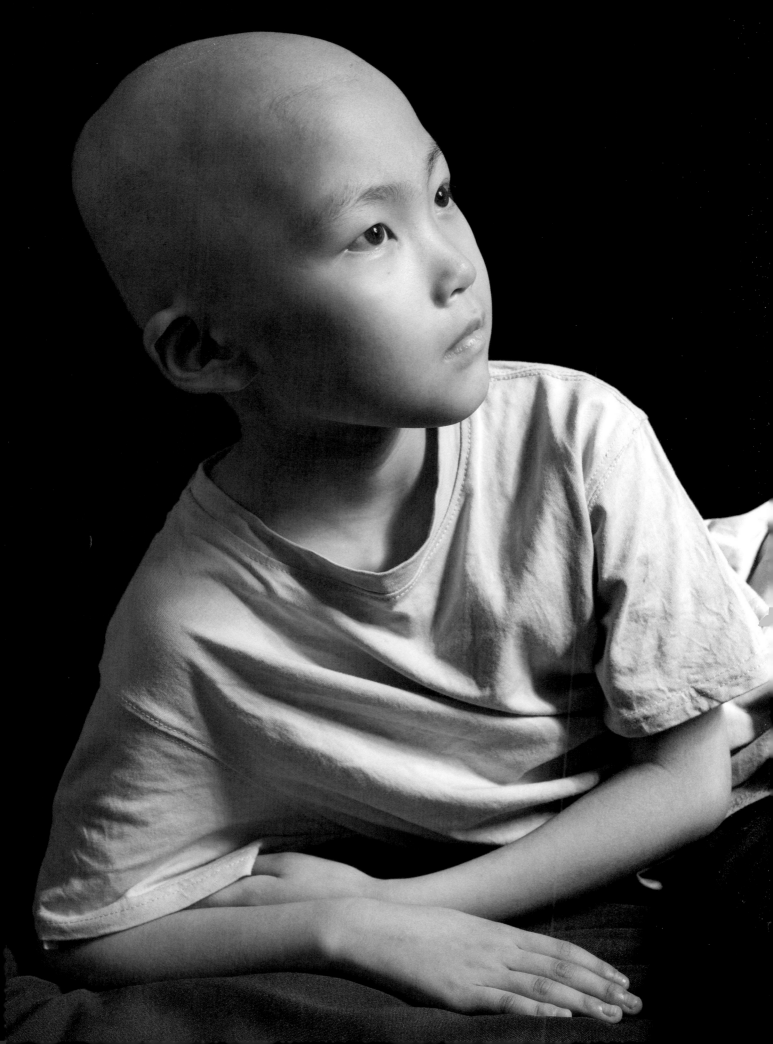

朱伯特综合征

期待特殊教育的"天使"

朱伯特综合征是一种罕见的神经系统发育疾病，通常表现为常染色体隐性遗传或 X 连锁隐性遗传。主要临床表现有小脑蚓部发育不良或缺如、发育迟缓、肌张力低、新生儿期的阵发性呼吸过度、呼吸暂停和／或眼球运动障碍，部分患儿中可能出现多指（趾）、视网膜发育不良、多囊肾、肝纤维化等并发症。目前已经发现至少 40 个朱伯特综合征的致病基因。

鲁鼎丞出生 3 个月被发现眼睛不追物，6 个月时确诊。作为一名视障伴随运动、言语、智力障碍的儿童，一直没能得到有效的早期康复训练，直到进入盲校遇见了专业的康复教师后，接受了"适性教育"，发生了令人惊叹的变化。鼎丞身上的变化，激励鼎丞妈妈学习特殊教育，并在国内创办了某中国视障儿童教育发展项目，通过公益科普的方式赋能和他们一样的视障儿童家庭，接纳、培养这些"特殊天使"。

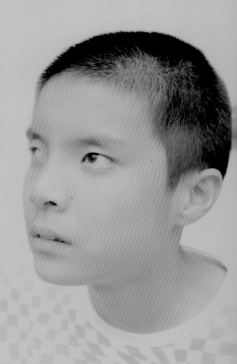

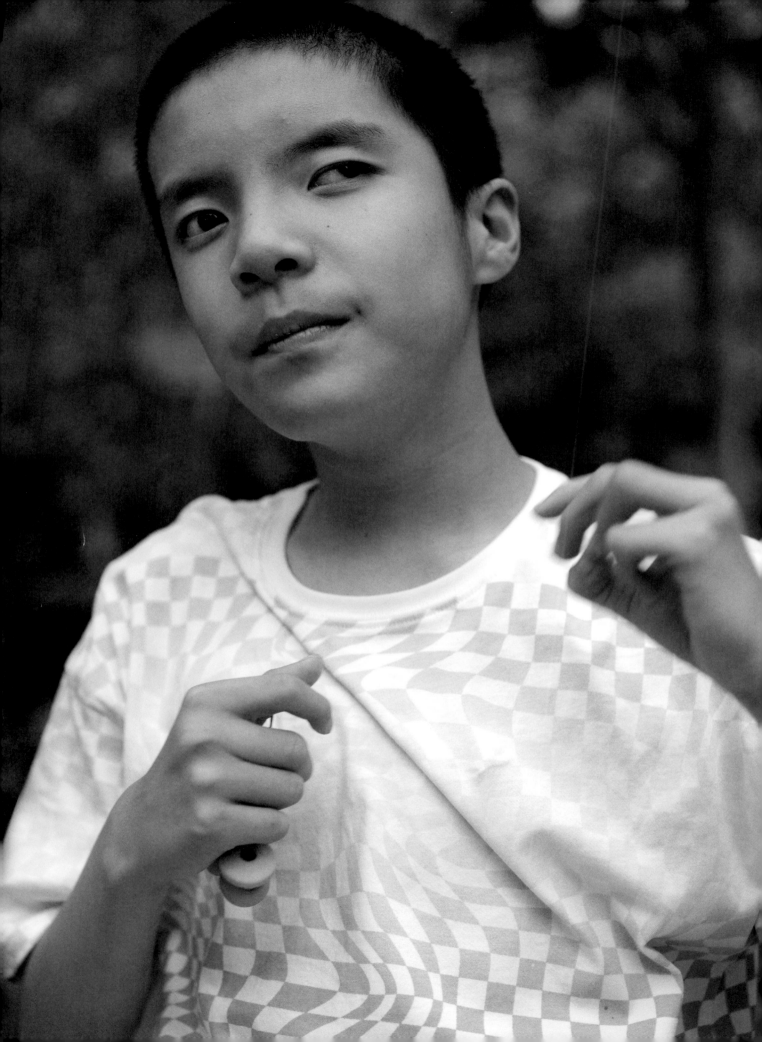

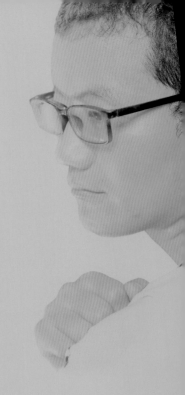

脊髓小脑性共济失调

丁盖盖 三十四岁

无法走直线的生活

脊髓小脑性共济失调（spinocerebellar ataxia，SCA）是一种神经退行性疾病。目前，SCA 已知分型达到 51 种，中国 SCA 患者数量高达十万之众。患者多数成年后发病，后代发病年龄提前。在发病后约 10~20 年的病程中，会逐渐出现身体残疾，失去行走、言语、吞咽等能力，导致无法继续学习或工作、生活无法自理，直到卧床不起，最终走向死亡。因 SCA 可怕的遗传性、致残性、致死性等特征。国内数以万计的 SCA 患者和家庭多年来饱受病痛折磨，而全球仍没有针对 SCA 有效的治疗办法。

丁盖盖自小平衡感就不太好，跑步、蹦跳、爬山等均落后于其他人。29 岁时走路时常摔倒，经过一系列的求医诊断，最终确诊为罕见病——SCA3。起初并没有引起重视，近年来运动能力逐步下降，出现走路无法走直线、腿部肌肉时不时地僵硬或者抽搐、久坐之后行走困难、久站之后容易后仰倒地、喝水容易呛咳和说话口齿不清楚等一系列与神经有关的症状。在当地各大中西医医院问诊、吃药调理，仅能缓解疾病的恶化，尚无对症治疗的药物。目前，一直在关注世界各地共济失调的药物研发进展，同时也为国内的罕见病公益事业奉献自己的力量，为广大病友奔走"呐喊"。

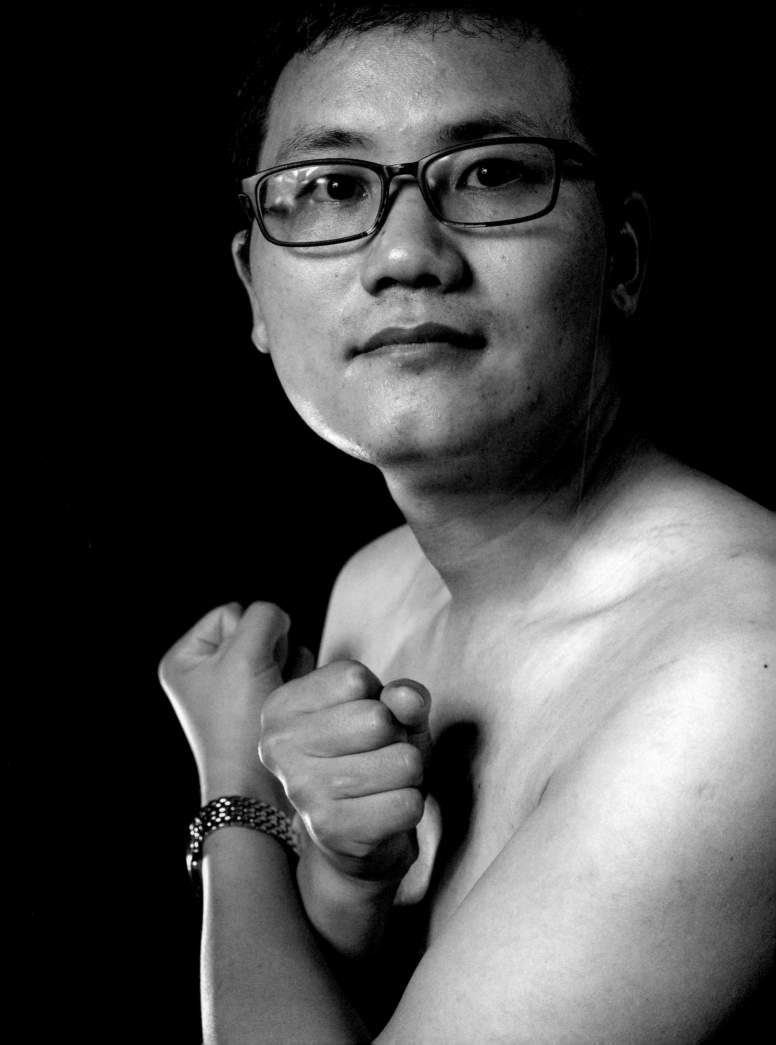

线粒体脑肌病

累及全身的线粒体异常

线粒体脑肌病泛指一组由线粒体基因（mitochondrial DNA，mtDNA）或细胞核基因（nuclear DNA，nDNA）发生突变导致线粒体结构和功能异常，以脑和肌肉受累为主要临床表现的多系统受累的疾病，通常是由电子呼吸链氧化磷酸化异常导致的。

赵静怡出生一岁左右还能走路，一岁半左右突然不能行走，且越来越严重。哥哥赵伟辰 15 岁，一岁半左右发现跛行和走路摔跤，发热后病情更加严重。在医院各项检查后，不能独坐、不会说话、不会吞咽、眼神呆滞、哭闹不止。兄妹俩均确诊为线粒体脑肌病，进行药物治疗。每次发热感冒都会出现功能倒退，如大小便失禁、嗜睡等。由于需要康复治疗且自身易受惊吓，兄妹俩没有上学。现在两个孩子不能自主站立，能用勺子吃饭，在平地可以自己推动轮椅前行。兄妹俩现在从基础的拼音和数字学起，每天进步一点点！

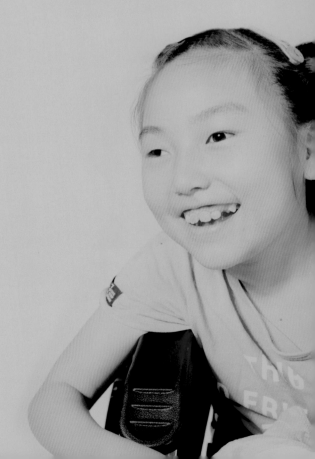

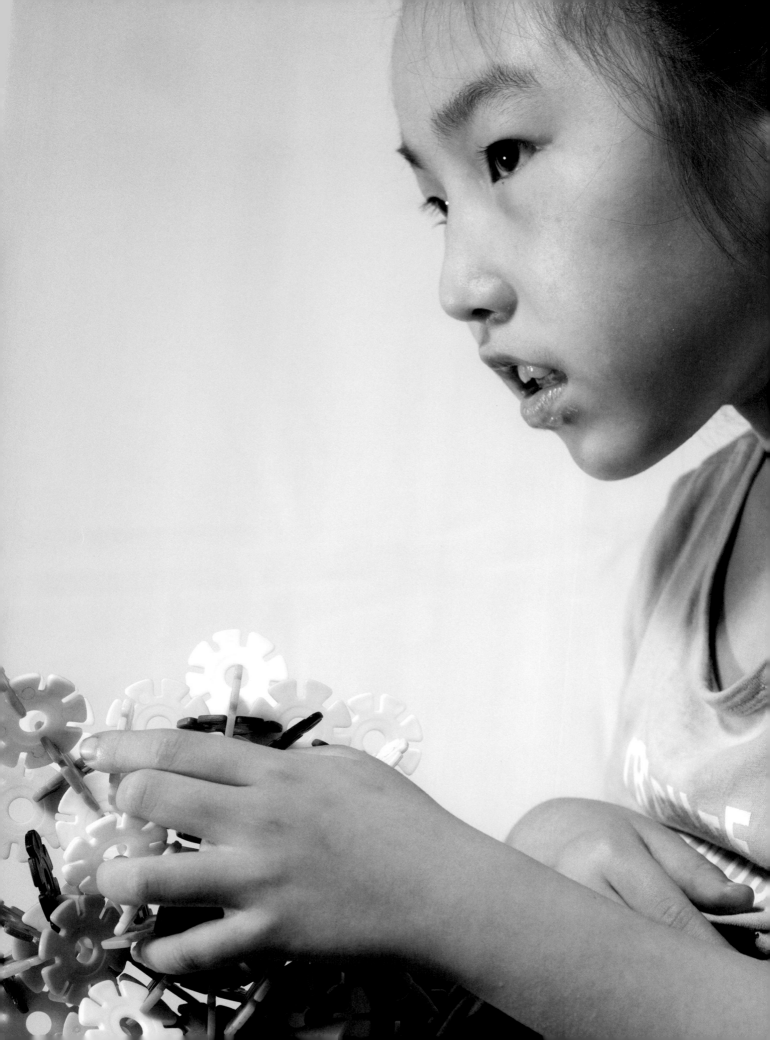

尼曼匹克病

○五一

周梓涵 二十三岁

鞘磷脂代谢异常的少年

尼曼匹克病（Niemann-Pick disease，NPD）也被称为鞘磷脂沉积病，是一组常染色体隐性遗传、多系统受累的疾病，主要表现为肝脾大、各种神经功能障碍以及鞘磷脂贮积。根据不同的临床表现及不同致病基因，NPD 主要包括 A/B 型（NPD-A/B）和 C 型（NPD-C）。NPD-A（MIM 257200）/B（MIM 607616）型，即酸性鞘磷脂酶缺乏症，是由于 SMPD1 基因突变所致。NPD-C 是因 NPC1 或 NPC2 基因突变导致胆固醇转运障碍所致。目前该病有特效药物，药品名为麦格司他，已纳入国家医保药品目录。

周梓涵从出生到 15 岁一直是一个健康活泼的孩子，后来慢慢出现了手抖和说话磕磕绊绊的症状，多次就医无果。19 岁住院进行全面检查，考虑尼曼匹克病，后又去多家医院寻药，被告知国内无药。直到 21 岁病情越来越厉害，出现大小便不能控制、吃饭呛食、走路不协调、身体不平衡、构音障碍等症状。随后又去多地求医，加入尼曼匹克病病友群，还找到特效药物，现在情况有所好转，可以生活自理。

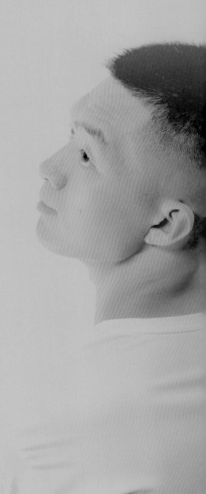

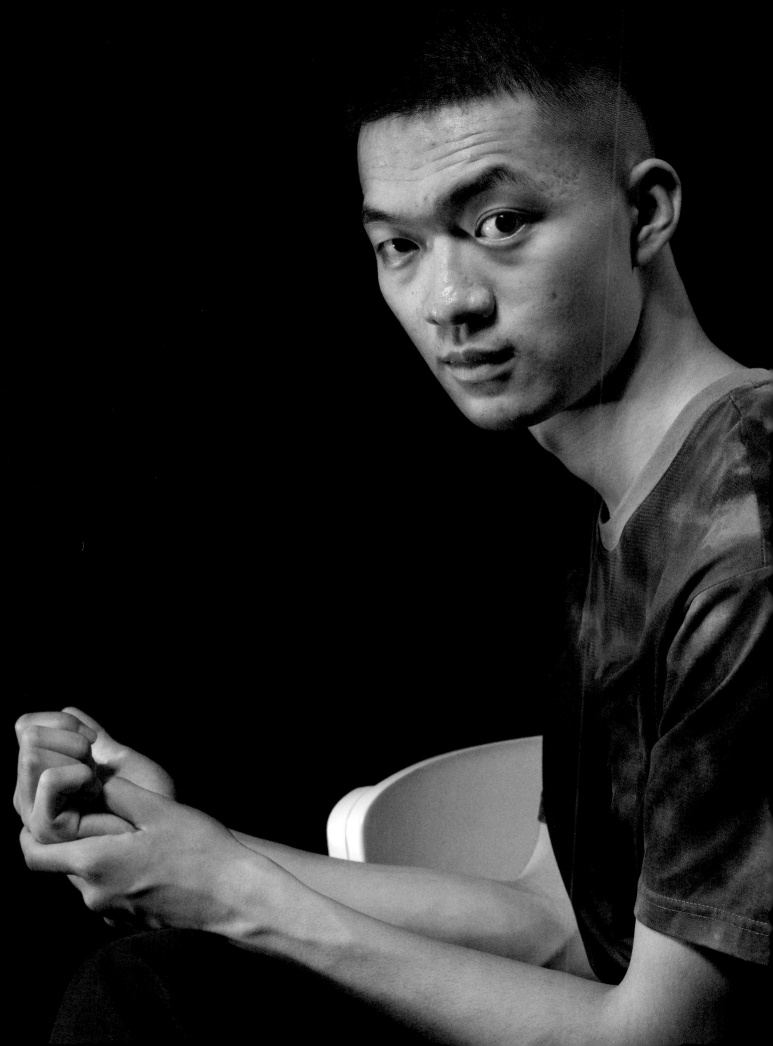

轻链型淀粉样变 原发性

吴章勇 六十六岁

罕见的"淀粉人"

原发性轻链型淀粉样变是一种由具有反向 β 折叠结构的单克隆免疫球蛋白轻链沉积在组织、器官内，并造成相应器官功能异常的系统性疾病。

吴章勇 2021 年 9 月被确诊为原发性轻链型淀粉样变。进行药物干预后血清游离轻链降至正常水平，又积极进行了自体干细胞移植术，以期达到最佳治疗效果。目前，病情已得到极大缓解。但由于发病人数少，药物研发成本高，此类罕见病尚无适应症特效药。为了让更多的人了解和关注原发性轻链型淀粉样变，他积极投入罕见病公益活动，为广大病友奔走"呐喊"。

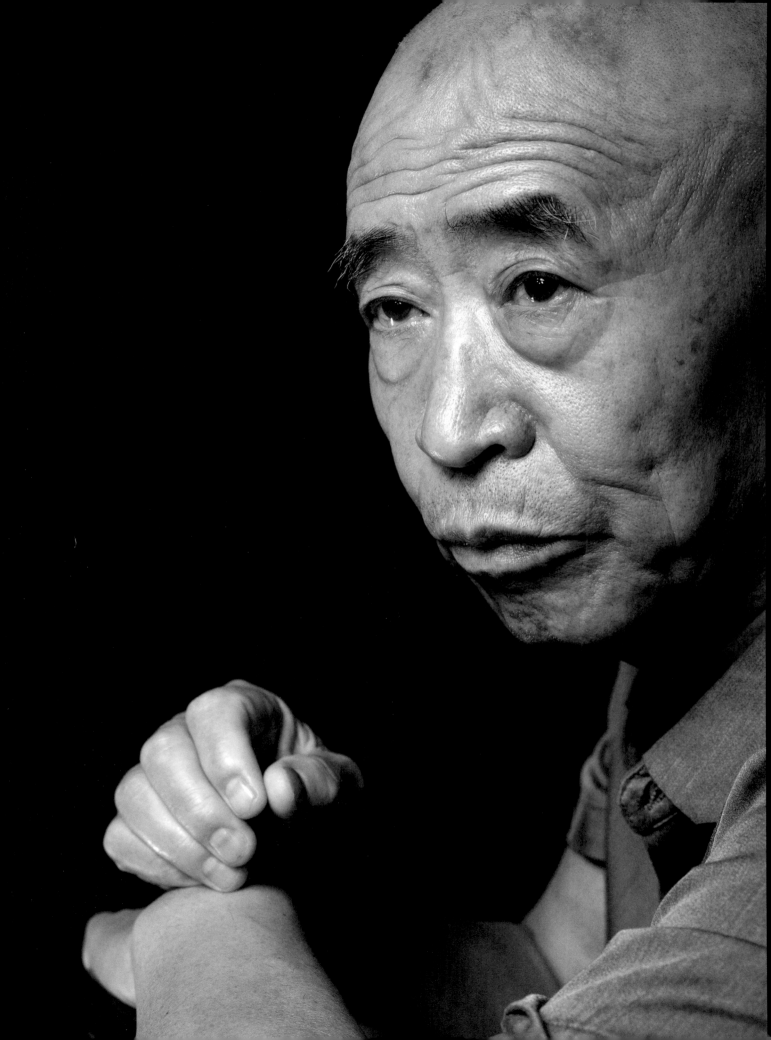

克罗恩病

○五三

可欣（化名）十一岁

胃肠道反复异常的小姑娘

克罗恩病又称局限性肠炎、局限性回肠炎、节段性肠炎和肉芽肿性肠炎，是一种原因不明的肠道炎症性疾病，在胃肠道的任何部位均可发生，但多发于末端回肠和右半结肠。其和慢性非特异性溃疡性结肠炎两者统称为炎症性肠病（IBD）。临床表现为腹痛、腹泻、肠梗阻，伴有发热、营养障碍等肠外表现。病程多迁延，反复发作，不易根治。尚无根治的一般方法，许多患者出现并发症时，需进行手术治疗。复发率与病变范围、病症侵袭的强弱、病程的延长、年龄的增长等因素有关。

可欣出生刚刚 14 天开始腹泻，持续几个月并且越来越严重，有时候一天十几次，并伴有便血、发热、皮疹。10 个月的时候在儿童医院住院检查，第一次做肠镜、胃镜，得到让全家人难以接受的结果：孩子肠胃里有不同程度的溃疡面，初步判断为溃疡性结肠炎，且无法治愈。后来又尝试过其他治疗方式，严重的时候医院下了病危通知书，只能靠输血红蛋白缓解病情，最终经过多家医院才确诊。

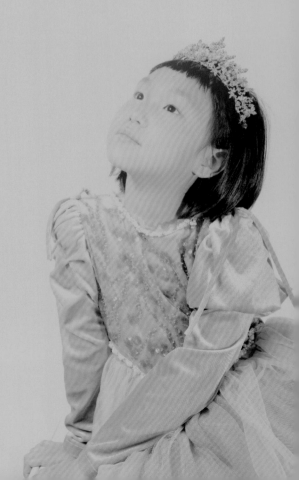

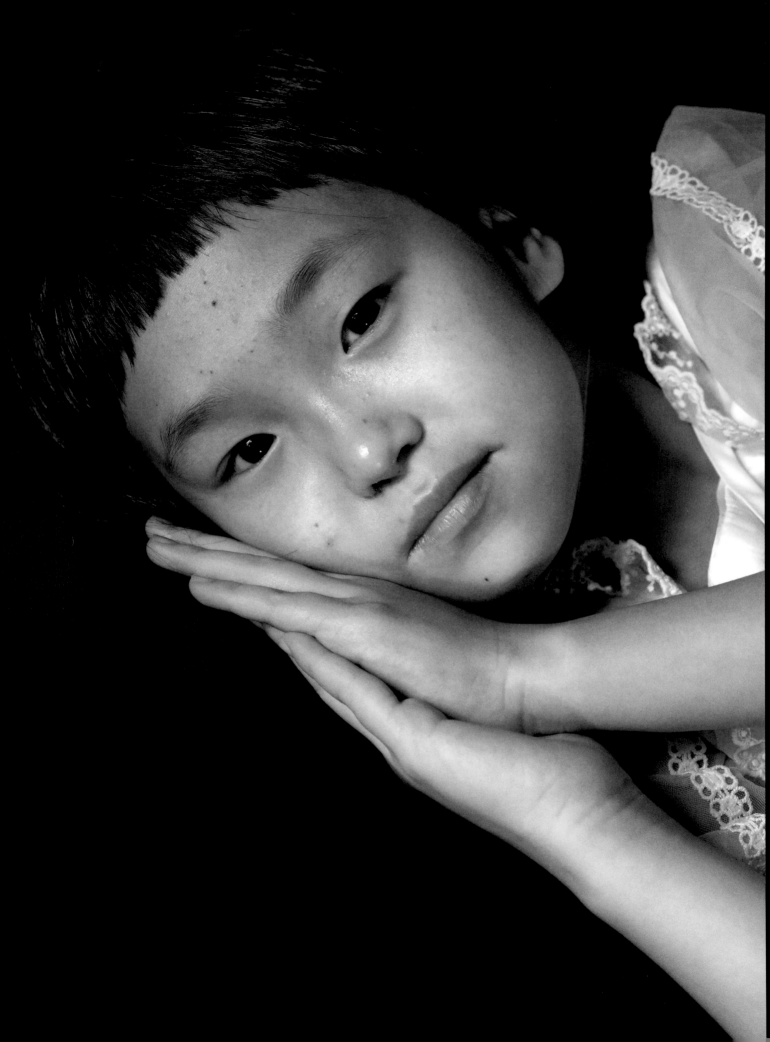

鱼鳞病

○五四

吴萌 九岁

多才多艺的"小鱼儿"

鱼鳞病是一组遗传性角化障碍性皮肤疾病，主要表现为皮肤干燥，伴有鱼鳞状脱屑。本病多在儿童时发病，主要表现为四肢伸侧或躯干部皮肤干燥、粗糙，伴有菱形或多角形鳞屑，外观如鱼鳞状或蛇皮状。寒冷干燥季节加重，温暖潮湿季节缓解，易复发。多系遗传因素致表皮细胞增殖和分化异常，导致细胞增殖增加和 / 或细胞脱落减少。

吴萌刚出生就是"火棉胶婴儿"，被确诊为板状层鱼鳞病，在全世界的发病率是 1/200 000~1/300 000。一直存在周期性脱皮、疤痕性头皮、不耐热等症状。目前疾病没有特效药，只能依靠每天洗澡抹药护理。幸运的是，求学路上总能遇良师、得良友，有丰富的爱好：舞蹈、画画、唱歌，还是校园小小主持人。作为病友群的小患者，吴萌会积极分享护理经验和成长故事，也积极参与"小鱼儿群体公益活动"。

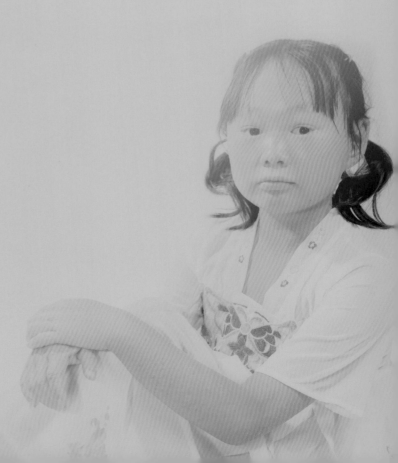

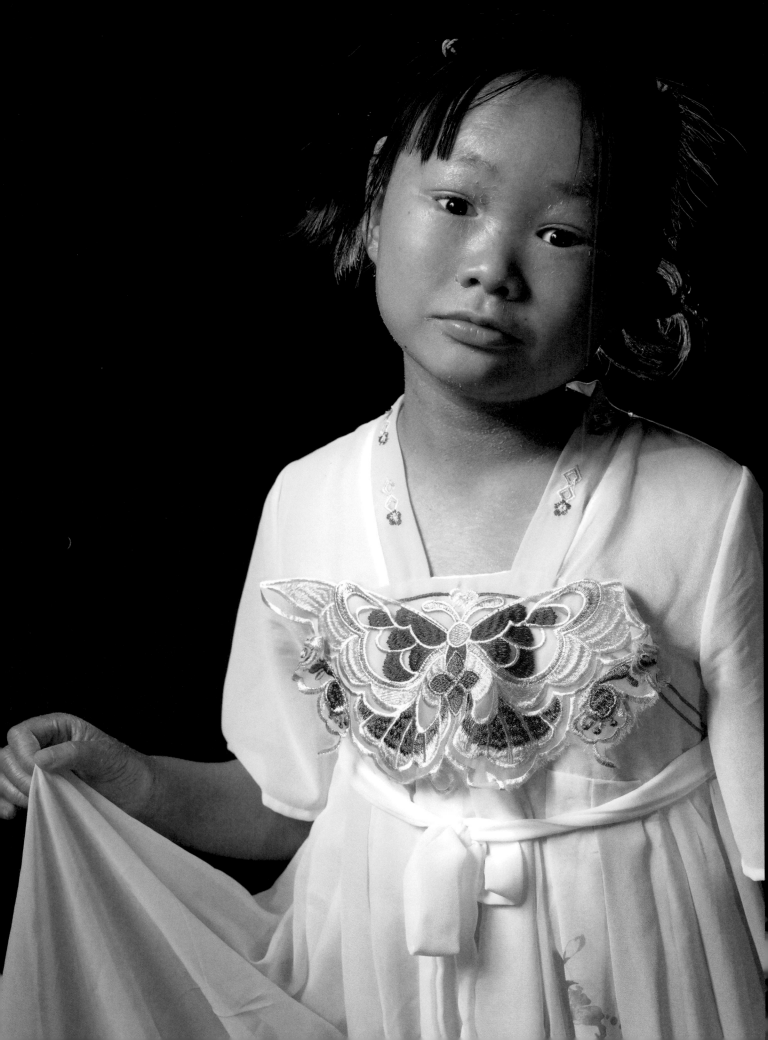

天疱疮

○五五

周斌　四十岁

打赢皮肤抗"疱"战役

天疱疮是一种慢性、复发性、严重的表皮内棘层松解性大疱性皮肤病。患者体内存在针对钙离子依赖的细胞间粘连分子——钙黏合素的抗体。因此，在正常皮肤或黏膜上出现松弛性水疱，尼科利斯基征阳性。

周斌拿到诊断结论的时候，他感到茫然、无助，不知所措……不幸中的万幸，是他确诊比较及时。但随着夏天的到来，水疱破溃、糜烂，药物副作用带来的各种不适随之而来。不幸再次降临，周斌父亲被确诊为癌症晚期，他一边在医院照顾父亲，一边还要找各种方法治疗疾病，不堪重负。但好在他逐渐了解疾病、了解科学正确的治疗方法，并积极配合治疗，情况开始逐渐好转，虽经历了复发，但最终顺利停药。现在彻底走出了疾病的阴霾，注册成为一名志愿者，帮助病友、传递温暖，让生活过得更加充实，也更有意义。

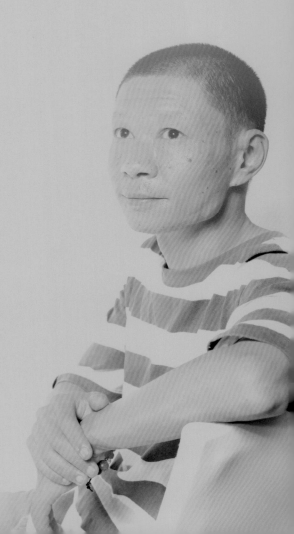

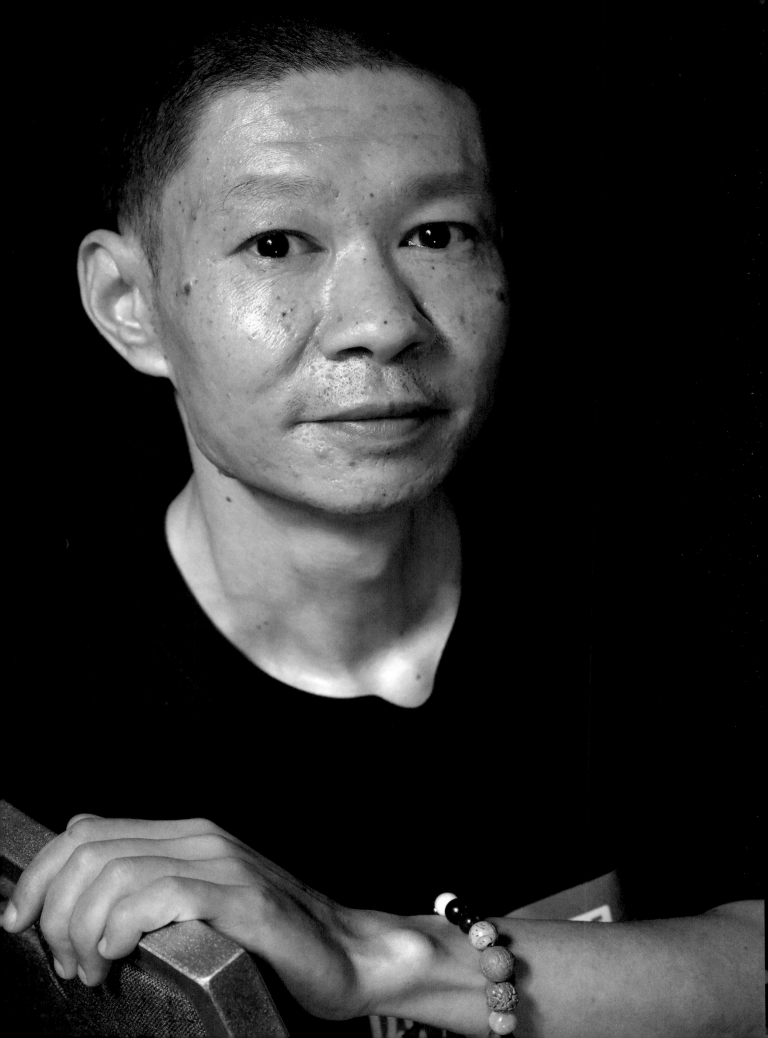

肢带型肌营养不良

肌肉无力的石画画师

肢带型肌营养不良（limb-girdle type muscular dystrophy，LGMD）是以累及骨盆带和肩胛带肌为主要临床特点的一组遗传性肌肉病，是进行性肌营养不良的一种。可于儿童、青春期或成年起病，男女发病率相等。临床上以骨盆带和肩胛带肌不同程度的无力或萎缩为特点。治疗以对症支持治疗、药物治疗为主。

李晓艳 17 岁时无法跑步，走路容易跌倒，需要四肢并用才能登上台阶，25 岁及 28 岁在不同的医院做肌电图检查，结果是肌源性损害。32 岁经基因检测确诊为进行性 LGMD 2A。目前可缓慢走平路，出门需轮椅，摔倒无法独立起身，双上肢无法抬起洗漱，心肺功能降低，吃饭说话都会累。出门不便，她在家通过网络学习绘画。无法抬手作画，她就把手腕搁在桌子上作画。当她有了一定的功底和技法后，开始通过网络免费教授石画。她现在是一名作家、石画画师，并获得凉山当地多项荣誉称号。

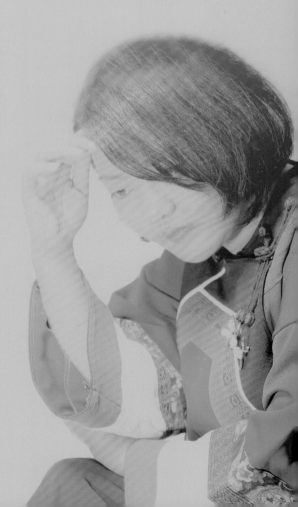

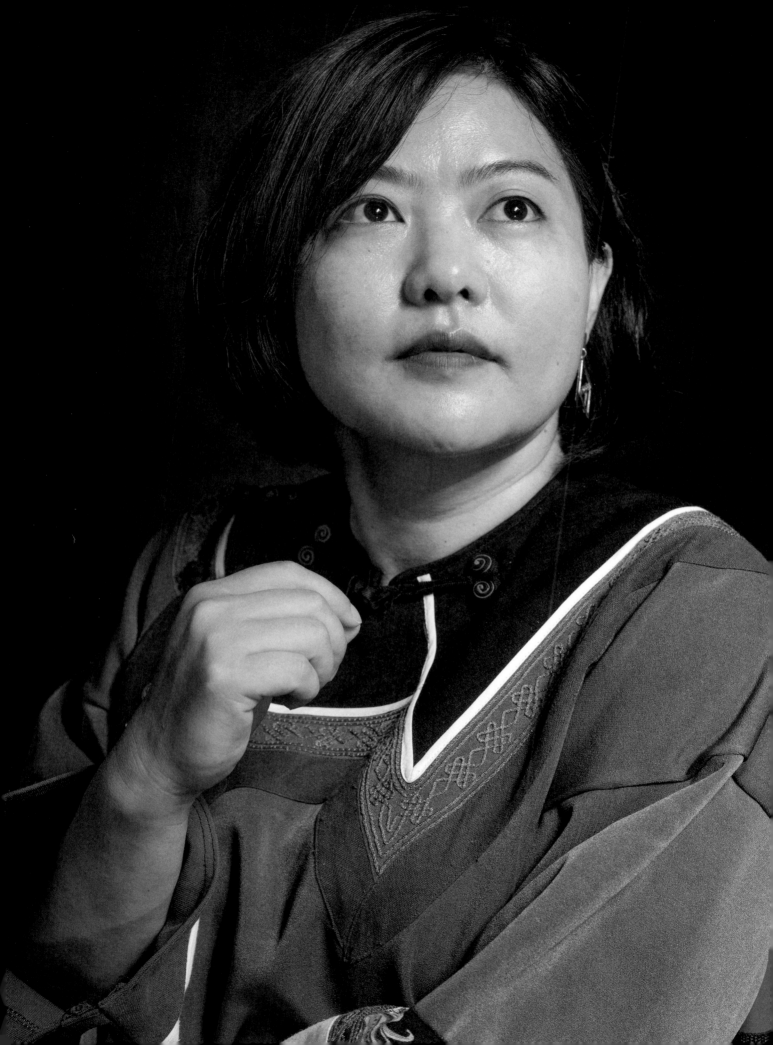

Magic 综合征

免疫的魔法世界

Magic 综合征即复发性多软骨炎加白塞综合征，据罕见病数据库 Orphanet，其发病率 < 1/1 000 000。临床表现包括耳鼻、肋软骨塌陷、溃疡伴血管炎，临床应用激素和免疫抑制剂诊疗控制病情，副作用是体型改变，感染、肿瘤风险增加。

胡丽萍为某机关工作人员。2016 年确诊风湿免疫科罕见病——Magic 综合征，经历彷徨迷茫、自闭、找回自我的过程。其间，获得了多位专家、工作单位领导和同事、北京病痛挑战公益基金会及一些患者组织、媒体的支持和帮助。目前，做好本职工作之余，她积极投身罕见病公益组织工作，是某白塞病罕见病关爱中心的志愿者。

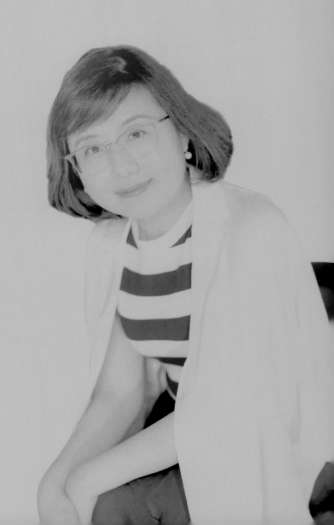

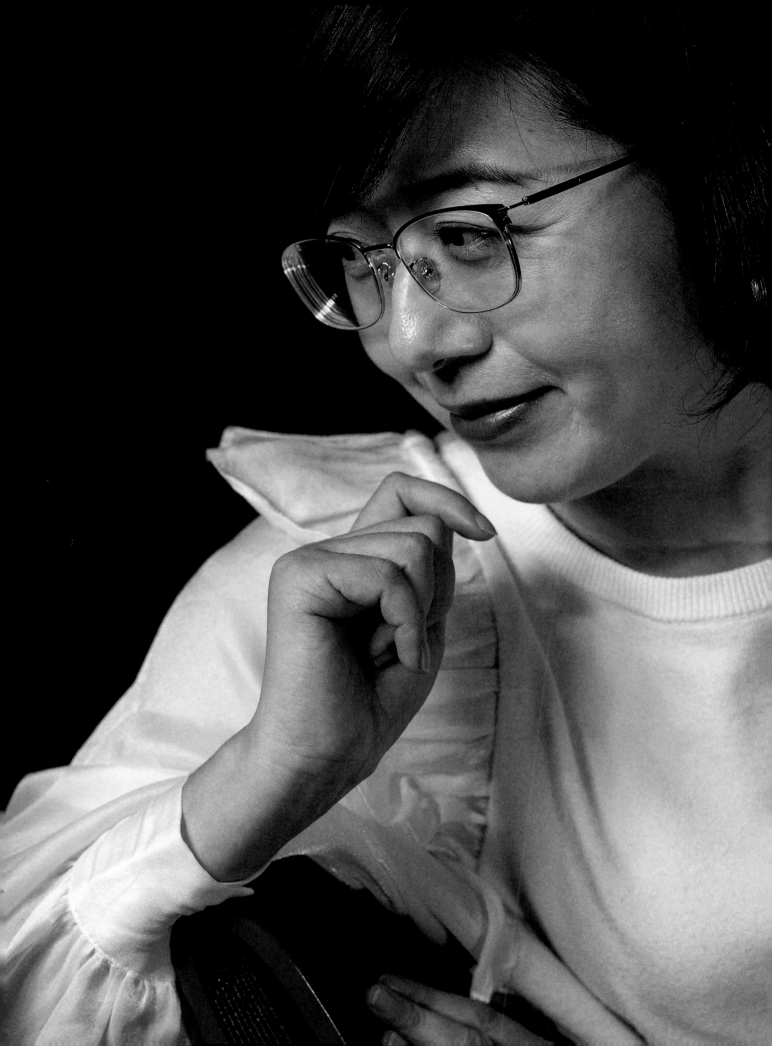

睡眠性血红蛋白尿 阵发性

○五八

黄丽芬 三十九岁

信念是她最有力的武器

阵发性睡眠性血红蛋白尿（paroxysmal nocturnal hemoglobinuria, PNH）是一种后天获得性溶血性疾病。该病源于造血干细胞 PIG-A 基因突变引起一组通过糖肌磷脂酰肌醇（glycosylphosphatidyl inositol, GPI）锚连在细胞表面的膜蛋白的缺失，导致细胞性能发生变化。异常细胞缺乏 GPI 连接蛋白，从而对补体敏感，也因而引起相应的临床现象。血管内溶血、潜在的造血功能衰竭和血栓形成倾向是其 3 个主要临床表现。

黄丽芬 19 岁时患上再生障碍性贫血，2008 年出现阵发性睡眠性血红蛋白尿。过去的 20 年里尝试过无数种治疗方式，效果不佳，依旧只能输血维持生命，后又感染丙肝。尽管历经磨难，也从未想过放弃。目前在尝试新研发的特效药，效果依旧不佳。但她内心始终相信只要有坚定的信念和积极的心态，就能够战胜"病魔"。

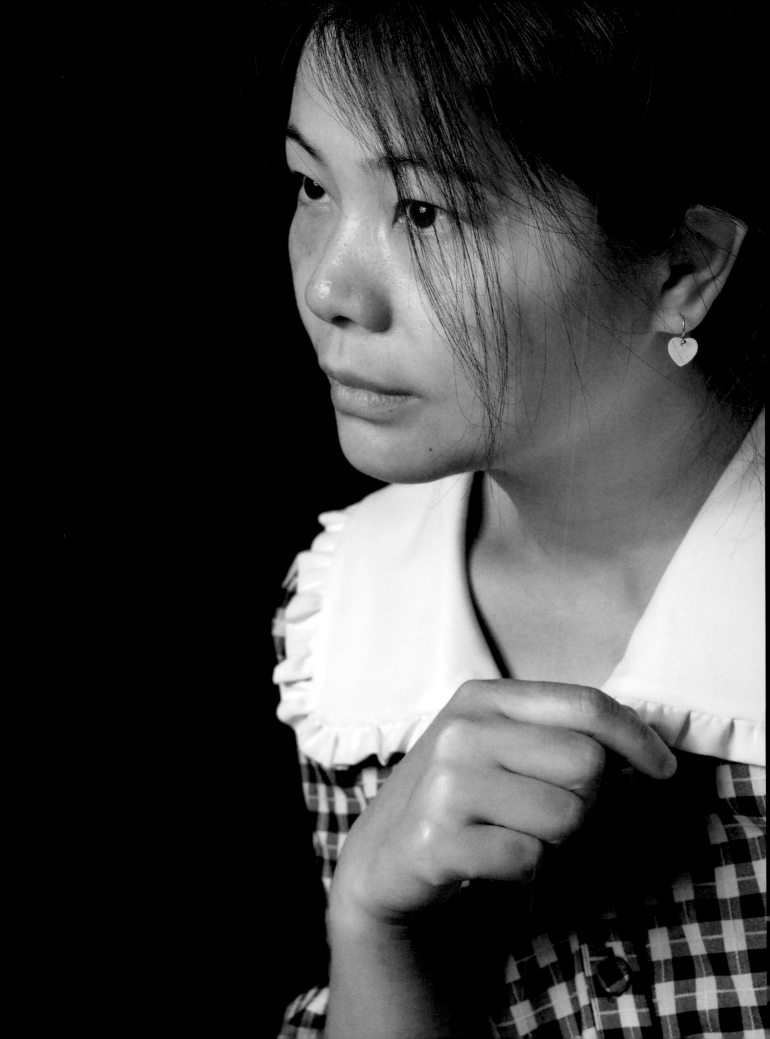

腺激素性性腺功能减退症

特发性低促性性

大枝（化名）三十九岁

重启青春，细嗅蔷薇

特发性低促性腺激素性性腺功能减退症（idiopathic hypogonadotropic hypogonadism，IHH）是由促性腺激素释放激素（Gonadotropin-releasing hormone，GnRH）合成、分泌和作用障碍引起，表现为不孕不育和青春期不发育。伴有嗅觉丧失的 IHH，称为卡尔曼综合征（Kallmann syndrome，KS）。卡尔曼综合征是 IHH 的一种亚型，疾病的治疗原则和 IHH 完全一样。

大枝目前从事罕见病卡尔曼综合征患者服务相关工作。儿时体弱多病，从有记忆起存在嗅觉缺失、头痛、发育落后于同龄人的情况。青春期因家庭环境突变没有告诉亲人自己生病的事情，24 岁因工作劳累出现胸痛、严重消瘦且无法入睡，25 岁确诊为心脏二尖瓣轻微脱垂并关闭不全。确诊后坚持服药，其间病情虽有反复，但身体健康状况有所改善。27 岁时在医院经内分泌科与泌尿外科联合检查，被诊断为性腺发育不全和隐睾，28 岁时被确诊为 KS，同年在家乡医院做了右侧隐睾下降固定术，术后恢复良好。34 岁通过额骨骨纤维异常增殖切除术，解决了困扰 30 多年的头痛问题。

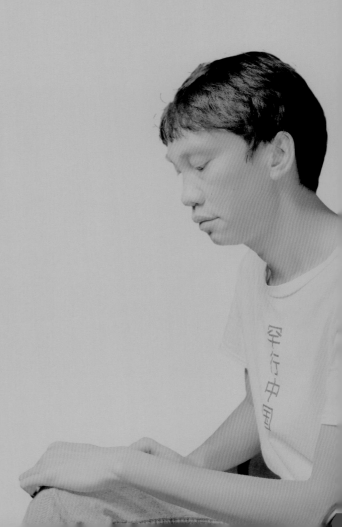

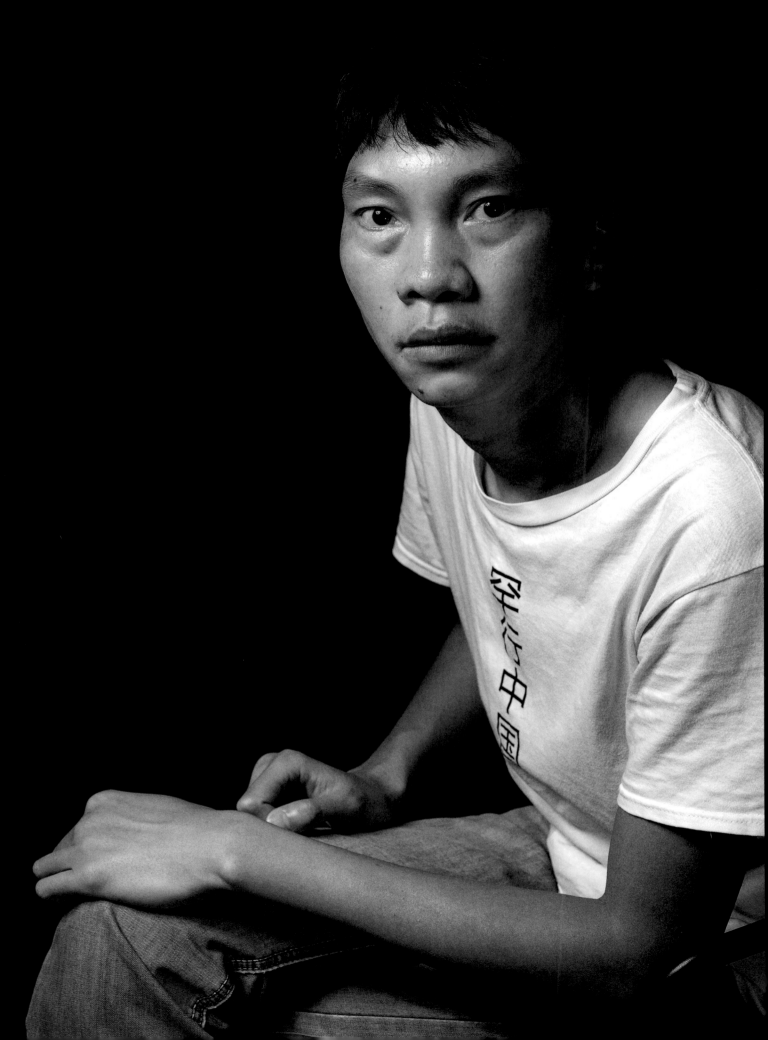

黏多糖贮积症 II 型

廖泓竣 六岁

黏宝宝，往前看

黏多糖贮积症 II 型为 X 连锁隐性遗传病。绝大多数患者为男性，极少数女性携带者发病。主要临床表现为面容粗陋、身材矮小、爪形手、头大（有或无脑积水）、巨舌症、声音嘶哑、肝脾大、脐疝或腹股沟疝、耳聋、腕管综合征和脊髓压迫。重型患者于 2 岁内发病，智力低下，有破坏性行为，出现严重的神经系统症状，呼吸系统通气障碍和心血管系统病变可导致重型患者于 10~20 岁死亡。轻型患者智力正常，病情进展缓慢。目前，该病有特效药物，药品名为艾度硫酸酯酶 β。

廖泓竣出生 6 个月体检发现肌张力高，其余各项指标均正常，康复训练半个月后恢复正常。接近 4 岁时发现骨骼偏僵硬，踮脚走路，头围偏大，4 岁多时确诊。曾因"特殊面容"被陌生人取笑，很长一段时间抗拒进入公共场合。大运动落后，5 岁多才上幼儿园。目前在上学，尚能正常交流，生活简单自理，多脏器有不同程度损伤。

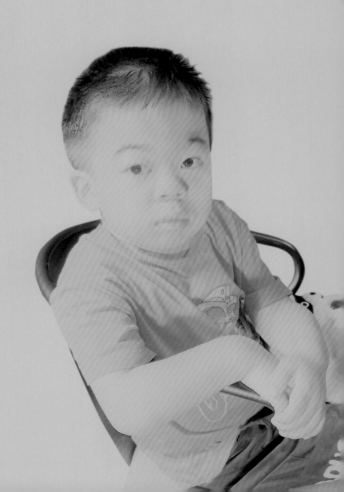

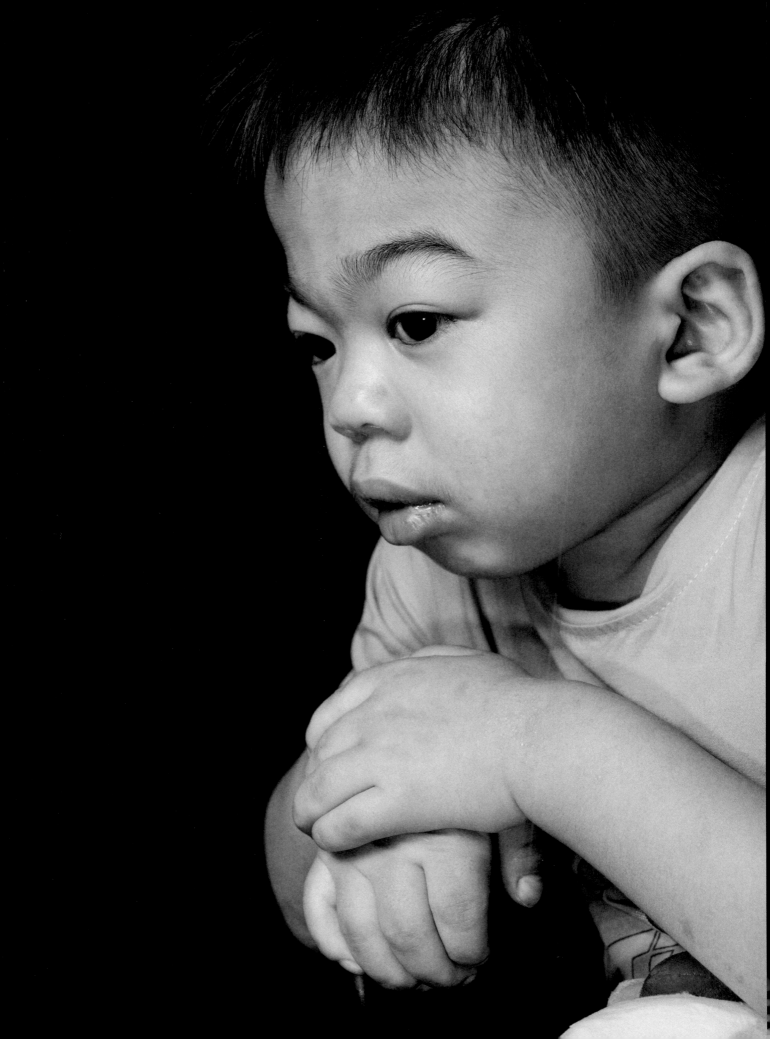

组织增生性小圆细胞肿瘤 腹膜促结缔

陈晓亮 四十一岁

萤火之光，熠熠闪亮

腹膜促结缔组织增生性小圆细胞肿瘤是一种罕见的、主要侵犯腹部和盆腔腹膜的肿瘤，是上皮样小圆细胞巢及周围硬化性纤维结缔组织组成的高度恶性肿瘤。好发于青少年，男性多于女性，常见的症状为腹部膨胀、包块。治疗多为肿瘤大部分切除，术后辅以化疗和放疗。

陈晓亮从事律师工作。据罕见病数据库 Orphanet 介绍，该病极为罕见，有部分材料显示发病率为 1/5 000 000，由于没有有效的治疗药物，肿瘤在耐药后会极速进展，短时间内大量增殖并转移，患者往往会出现器官衰竭。陈律师在积极治疗的同时，发起成立了罕见病患者关爱公益项目。他决定在自己有限的生命里发挥最大的光和热，吸引公众更多的关注，为中国罕见病群体的状况改善作出自己的贡献。

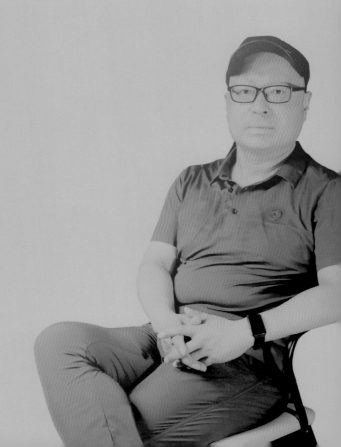

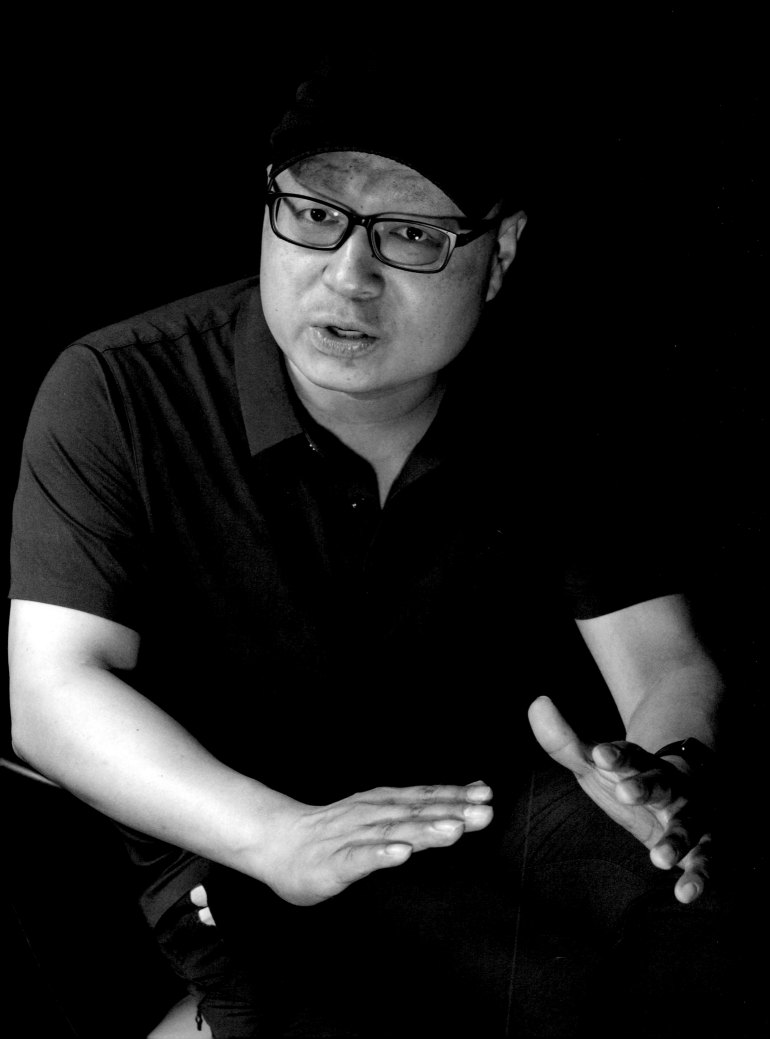

组织细胞增生症 朗格汉斯

李婧萱 五岁

经过多次化疗的"小太阳"

朗格汉斯组织细胞增生症（Langerhans cell histiocytosis，LCH）是一种组织细胞疾病。LCH 的临床表现多种多样。病情从轻至重差异很大，因此容易被误诊和漏诊。LCH 的临床表现主要包括：发热、皮疹、口腔及眼耳鼻喉病变、中枢性尿崩症、咳嗽，重者憋喘、发绀，甚至反复气胸发作，可出现黄疸、肝功能不全、肝功能衰竭和门静脉高压，骨质损害，颅骨、四肢骨、脊柱、骨盆等可有疼痛及肿块，淋巴结可见肿大，骨髓受累时可以出现贫血、白细胞和血小板计数异常等。

李婧萱出生 1 个月后反复支气管炎，2 个多月治愈；1 岁时没有受到任何碰撞左腓外踝发生青枝骨折，其间采取观察和定期复查，近 2 岁才基本恢复；2 岁零 3 个月时打了两针疫苗后哭闹不止，多方咨询后决定回家观察，一个月后发现左手拒碰就医，确诊为 LCH（多病灶）。经历一年多次化疗、3 次手术和多次感染。2023 年 4 月左膝关节出现肿胀，5 月确诊幼年型特发性关节炎。近一年治疗无效，反复出现严重肝功能异常、血沉升高，因多关节位肿胀和感染住院。2024 年 3 月采用中药治疗，肝功能指标明显下降；6 月左膝关节肿胀疼痛，无法行走，肌张力高，骨科建议康复训练，带护具保护椎体塌陷；多位医生认为病情复杂。婧萱妈妈不甘心，8 月底继续采用中药治疗，目前有所好转。婧萱是一个天真活泼、爱笑的小女孩，即使生病了也像太阳一样照亮着家人，每时每刻都能感受到她的爱意和信赖。

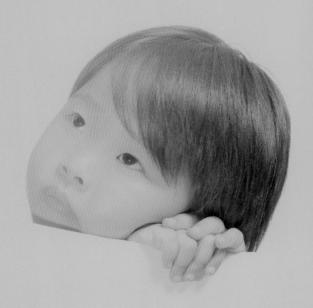

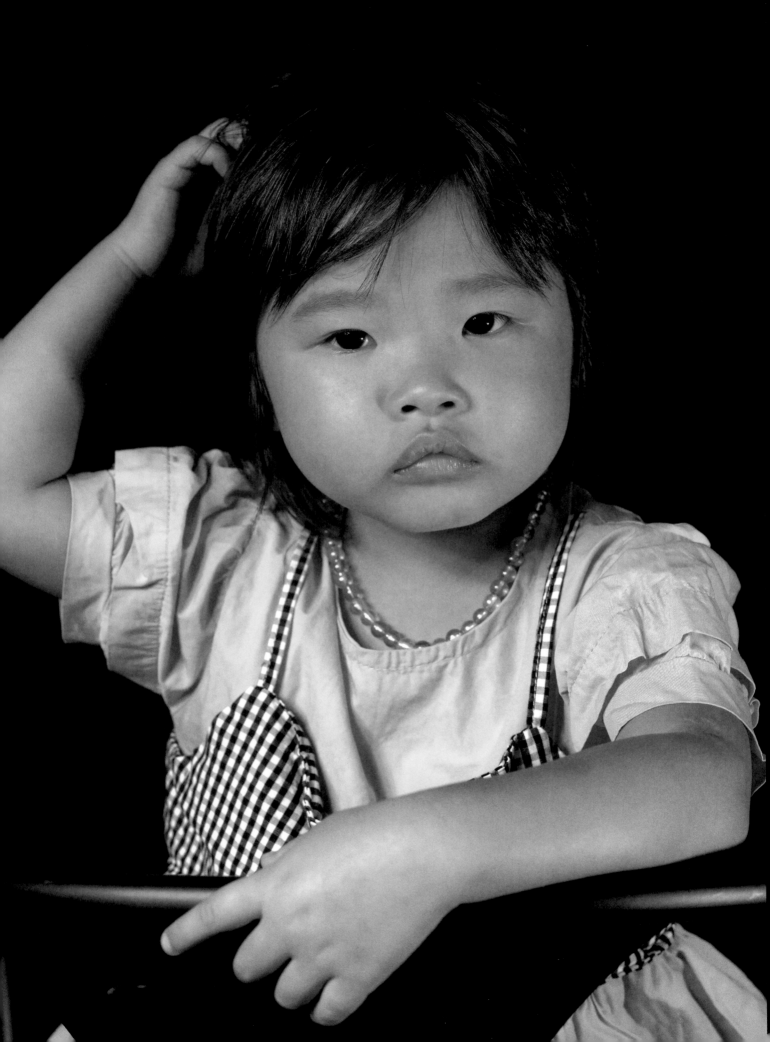

淋巴管肌瘤病

王海英 四十九岁

既是医生又是患者的"蓝莓姐妹"

淋巴管肌瘤病（lymphangio-leiomyomatosis，LAM）又称淋巴管平滑肌瘤病。是一种罕见的以肺部弥漫性囊性病变为特征的多系统肿瘤性疾病。几乎所有 LAM 均发生于女性，尤其以育龄期女性为主，男性 LAM 病例极其罕见。LAM 的主要临床特征包括呼吸困难、气胸、乳糜胸、肾血管平滑肌脂肪瘤。LAM 分为两类，包括无遗传背景的散发型 LAM（S-LAM）和与遗传性疾病结节性硬化症（tuberous sclerosis，TSC）相关的 LAM（TSC-LAM）。

王海英是一名妇科医生，年轻时是大学生运动会上的佼佼者。33 岁突然出现剧烈胸痛——自发性气胸，经胸部 CT 检查被确诊为 LAM，谐音为"蓝梅"，患者互相之间称为"蓝梅姐妹"。后来成立了某 LAM 患者公益组织，开了全国 LAM 病友大会，创办了内部发行的 LAM 患者杂志，给孤独的患者带去温暖，帮助各级医生提高疾病诊断水平。代表中国患者参加国际 LAM 研讨会，积极推动罕见病的研究。她说："我是医生，也是患者；我了解医生，更理解患者，只有医患紧密联合，才能共同攻克罕见病。我们期待'自由呼吸'的梦想照进现实！"

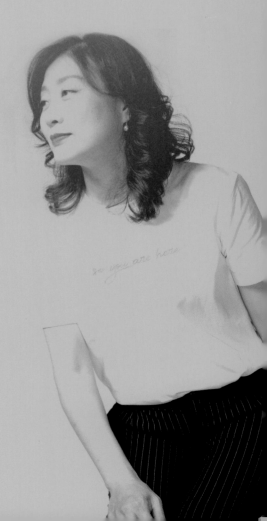

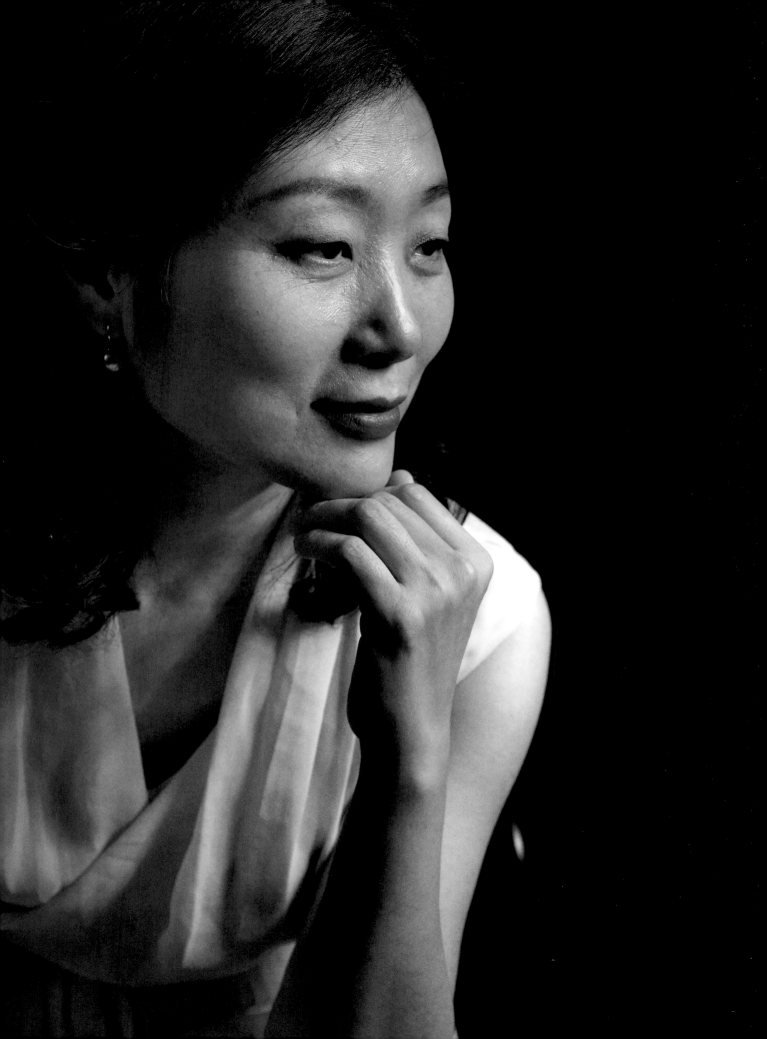

黄文康 二十八岁

肝动脉门静脉瘘 先天性

跟"血管"打交道的人生

先天性肝动脉门静脉瘘是一种肝脏血管畸形疾病，当肝动脉与门静脉系统间发生分流时，压力较高的动脉血流入门静脉，造成门静脉高压，出现上消化道出血等临床表现。

黄文康患有软骨发育不全和先天性肝动脉门静脉瘘两种罕见疾病。因为脊柱后凸严重、双下肢变形和肝脏血管异常，文康做过大大小小的手术十多次。因为慢性消化道出血导致重度贫血，他需要定期打补铁针或输血治疗。尽管身体有各种不便，文康一直在挑战自己的极限：他担任过广州 2010 年亚洲残疾人运动会的火炬手，作为特殊跑者参加过马拉松比赛，并完成了大学学业。他是一位旅行达人、演讲爱好者，并通过演讲分享自己的生活经历为特殊群体发声。

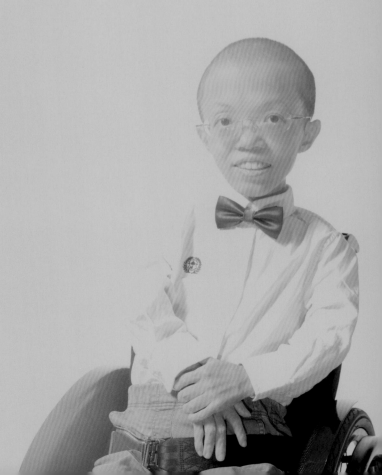

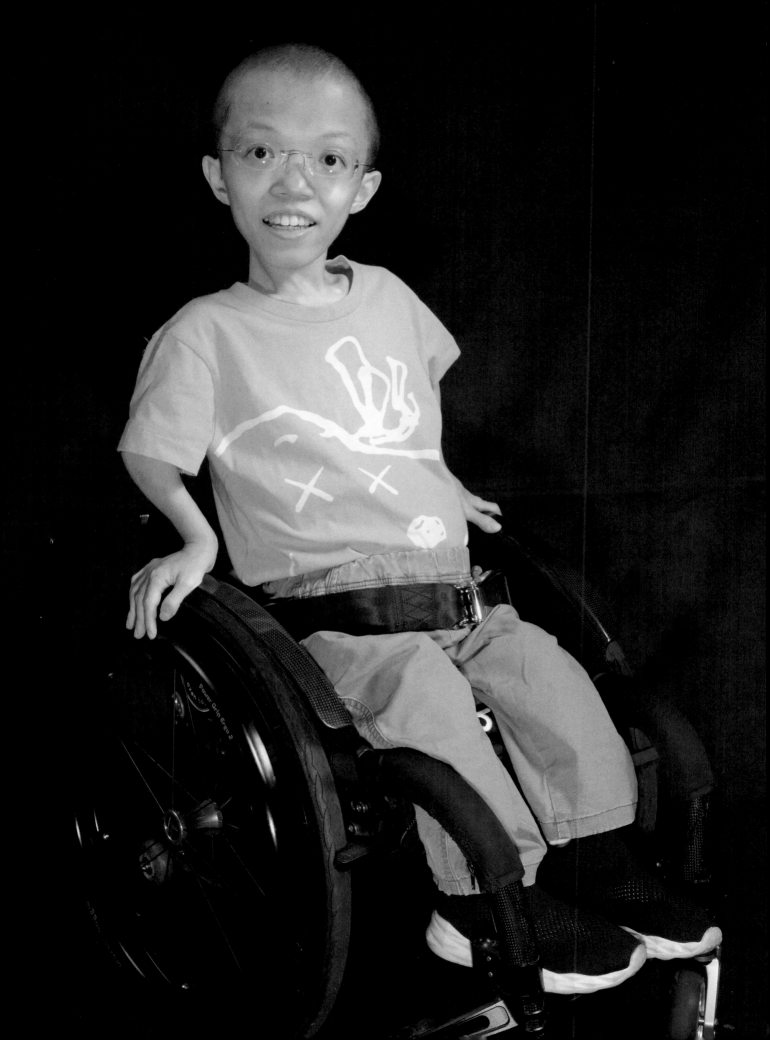

SYNGAP1 基因突变

SYNGAP1 基因突变的孩子正在缓慢成长

SYNGAP1 基因突变以发育延迟（developmental delay, DD）或智力障碍（intellectual disorder, ID）（100% 个体受累）、全面性癫痫（约 84%）、孤独症谱系障碍（autism spectrum disorder, ASD）和其他行为异常（≤ 50%）为特征。绝大多数患者的 DD/ID 是中重度；个别为轻度。癫痫发作为全面性；部分患者表现为肌阵挛－失张力癫痫（Doose 综合征）或肌阵挛失神癫痫。行为异常包括刻板行为（拍手、兴趣狭隘等）和缺乏社会性交往，一些患儿有严重的喂养困难。据罕见病数据库 Orphanet，该疾病发病率 < 1/1 000 000。

健健出生时各项身体指标满分。直到 1 岁，健健仍然全身很软，几乎不能爬行，也不会说话。医院初步诊断为精神运动发育迟缓。3 岁时，健健从爬行状态转为站立行走。4 岁，全家进行全基因组测序，健健被确诊为 *SYNGAP1* 基因突变。在家人眼里，健健非常聪明，观察能力很强，但实操能力约等于零。健健最需要有一个充满爱心和宽容的环境，因为他外表很正常、能力落后于同龄人，容易引起别人的误会，以为是父母教育方式不当导致的后果。健健需要"合适"的特殊教育，基因决定了他无法控制每天都晚睡晚起的状态，这需要老师和学校对他这方面给予宽容和接纳，并有耐心地去等待他缓慢地成长。

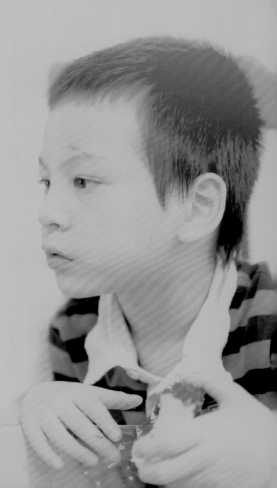

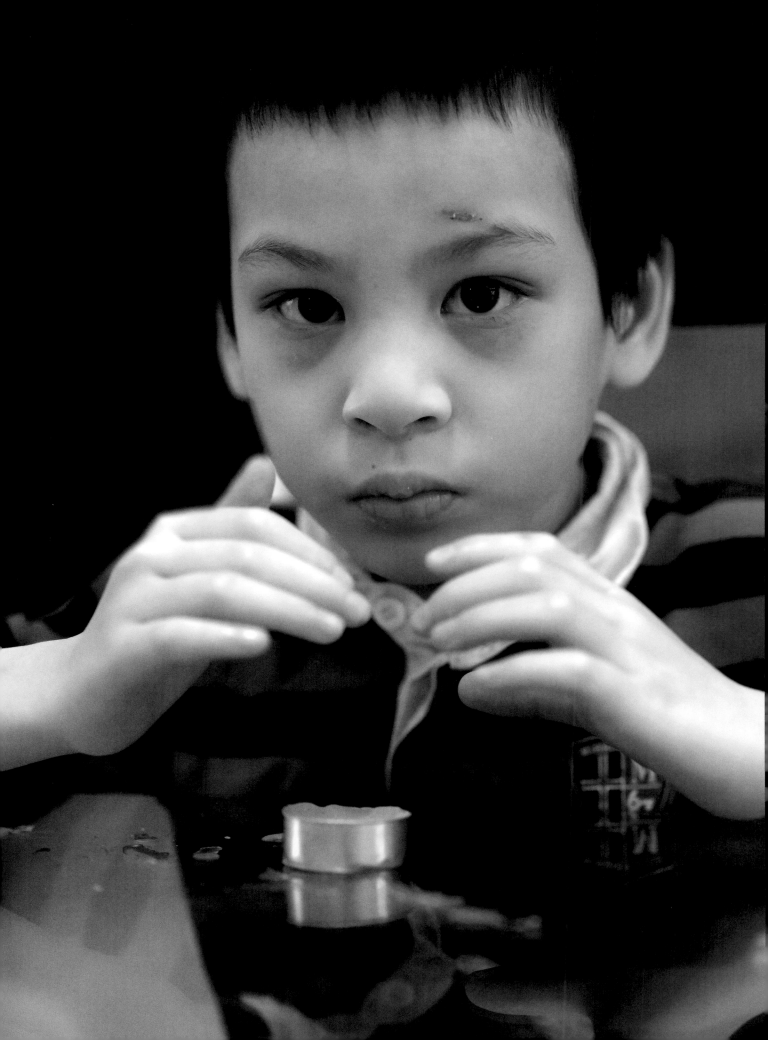

普罗特斯综合征

变幻的外形

普罗特斯综合征又名变形综合征，发病率低于 1/1 000 000。普罗特斯是希腊神话中的海神，相传身体外形变化莫测，以此命名是因为患者在孩童期会从相对正常的体型急速增胖到令人吃惊的体型，且面部、胳膊、腿和膝盖会出现畸形发育，不同患者受累部位不同。据罕见病数据库 Orphanet，其发病率 <1/1 000 000。

庞世琳出生次年 7 月发现双下肢不等长，前往多家医院就医，经国内外专家会诊，最终确定为普罗特斯综合征。无有效药物，全身多部位，分期、分阶段手术矫正治疗。2005 年确诊至今，经历 20 多次的手术矫正治疗，前后花费几十万元，目前生活基本可以自理，但日后还需选择不同的专科医院对症手术治疗，治疗周期漫长，经济压力和精神压力都很大。

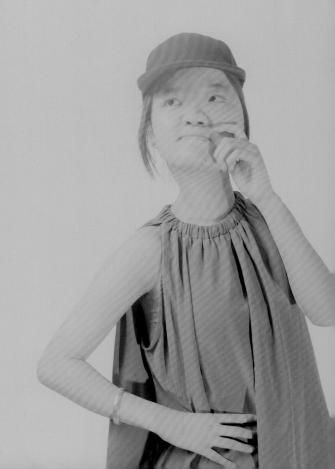

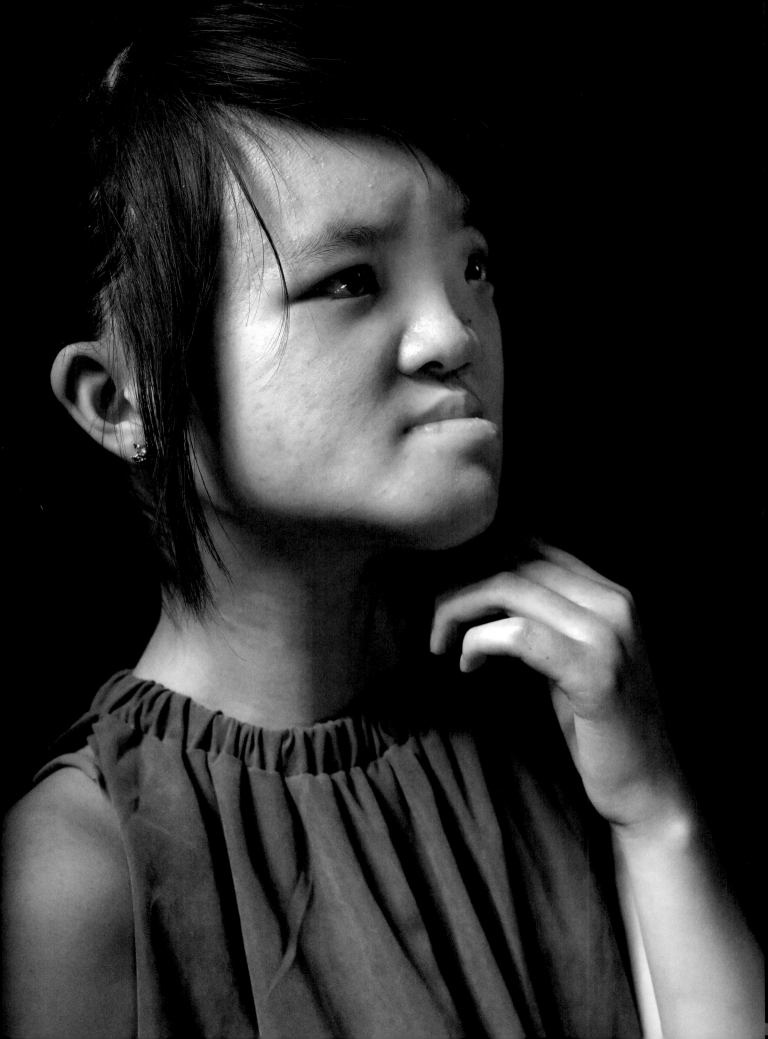

神经节苷脂贮积症 GM1

黄一帆（十九岁） 黄涵霜（十三岁）

走路不稳的"姐妹花"

GM1 神经节苷脂贮积症又称全身性神经节苷脂贮积症，是由 β- 半乳糖苷酶缺乏而引起的一种遗传性溶酶体疾病，其遗传方式为常染色体隐性遗传。临床特征为进行性中枢神经系统障碍及类似黏多糖贮积症 I 型的骨骼异常。

黄一帆、黄涵霜两个孩子出生时一切正常，但均在一岁多时发现和同龄孩子相比，上台阶有些费力。后来都出现走路不稳，有发育迟缓的表现。父母带着她们四处求医，但都未能确诊。一帆 7 岁时进行神经干细胞移植，出院后配合康复治疗，但没有明显的效果。两个孩子大约在 2018 年确诊，随着年龄增加，孩子病情也逐渐加重，失去说话和行动能力，甚至吞咽咀嚼功能都在退化，目前生活已完全无法自理。

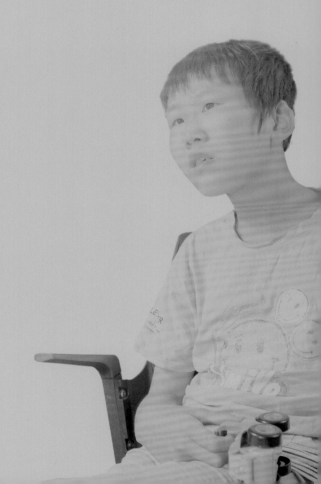

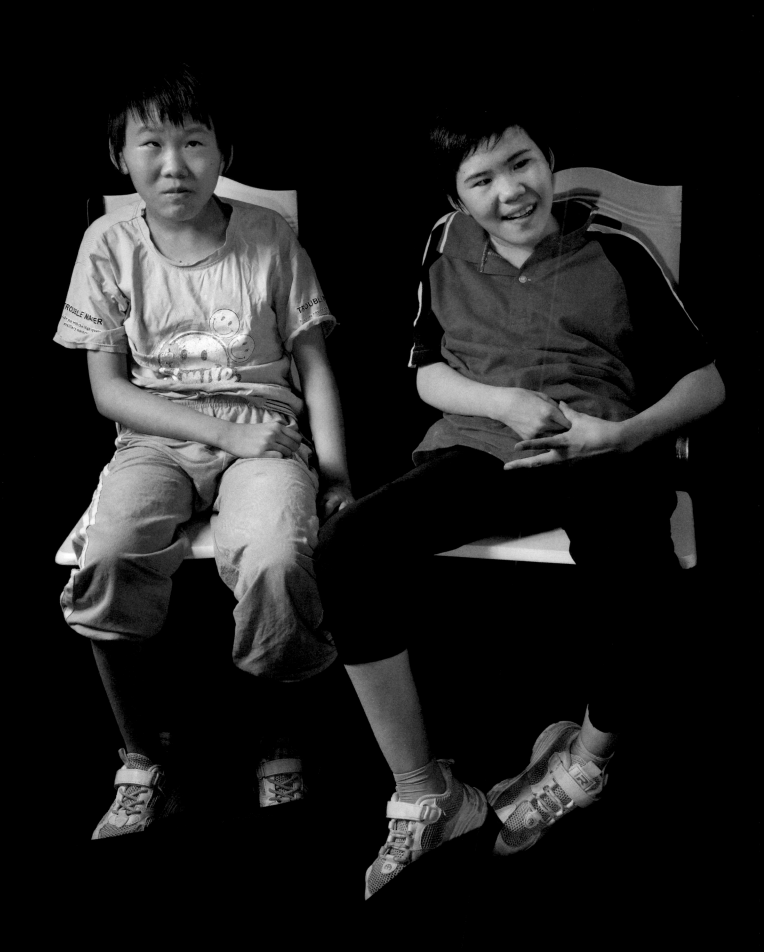

无丙种球蛋白血症

X-连锁

吴文志 二十岁

"逃跑"的免疫球蛋白

X- 连锁无丙种球蛋白血症（X-linked agammaglobulinemia，XLA）是由于人类 Bruton's 酪氨酸激酶（*Btk*）基因突变，使 B 细胞系列发育障碍，从而导致血清免疫球蛋白水平降低或缺失，感染易感性增加的一种原发性体液免疫缺陷病，为原发性 B 细胞缺陷的典型代表。目前该病有特效药物，药品名称为静脉注射用人免疫球蛋白（pH4），已纳入国家医保药品目录。

吴文志从 1 岁起便经常出现高烧、咳嗽和流鼻涕等症状，随后患上肺炎、中耳炎和胃肠炎等。由于持续生病，他总是请假，不仅影响学习，还经常受到其他人异样的眼光。尽管他每个月都按时接受免疫球蛋白治疗，仍然难以避免感染，只有通过骨髓移植才能治愈。拍摄时吴文志在大学就读三年级，即将毕业，但只能留在家里静养，希望他的身体能够尽快康复。

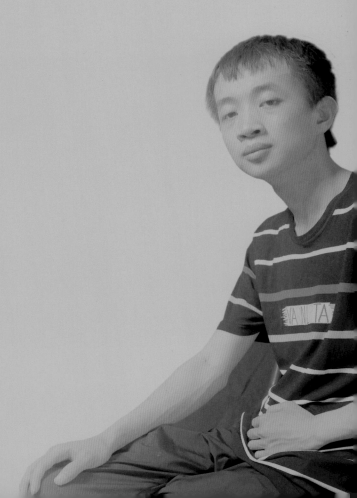

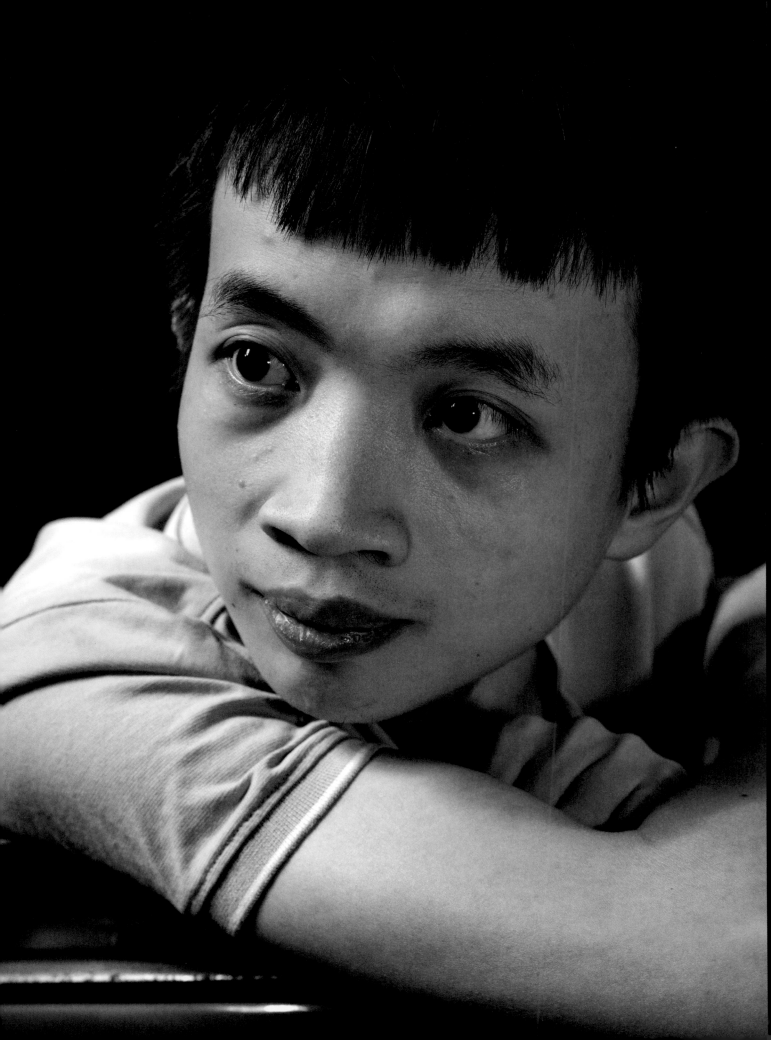

库欣综合征

陈建敏　四十四岁

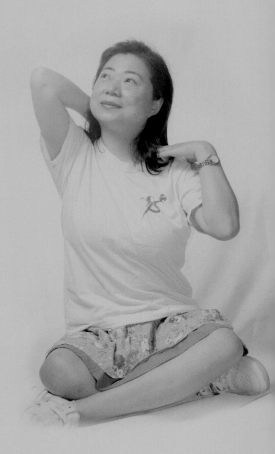

为病友呼号的"希有女孩"

库欣综合征又称皮质醇增多症（hypercortisolism），是指由于体内皮质醇过多而产生以满月脸、向心性肥胖、紫纹、高血压、糖代谢异常、低钾血症和骨质疏松为典型表现的临床综合征。从病因上分类，约 70% 为垂体来源的促肾上腺皮质激素（adrenocorticotropic hormone，ACTH）依赖性，又称为库欣病（Cushing's Disease，CD）。据罕见病数据库 Orphanet，其发病率为 1/100 000~9/100 000。

陈建敏自 2014 年起，有两年多的时间因痤疮、体重增加伴闭经，肢体乏力且无外力股骨骨折，反复就诊于皮肤科、消化科、妇科和骨科，最终在内分泌科被确诊为库欣病。因有核医学专业背景，她选择了合适的治疗方式，目前，各项生化指标均已控制正常。患病以后，在医生的鼓励下，2018 年成立了服务库欣综合征患者的公益组织，以患者组织的身份去对接政府、药企、医生和媒体等相关资源，推动治疗药物的引进、上市和临床研究，呼吁库欣病进入第二批罕见病目录。

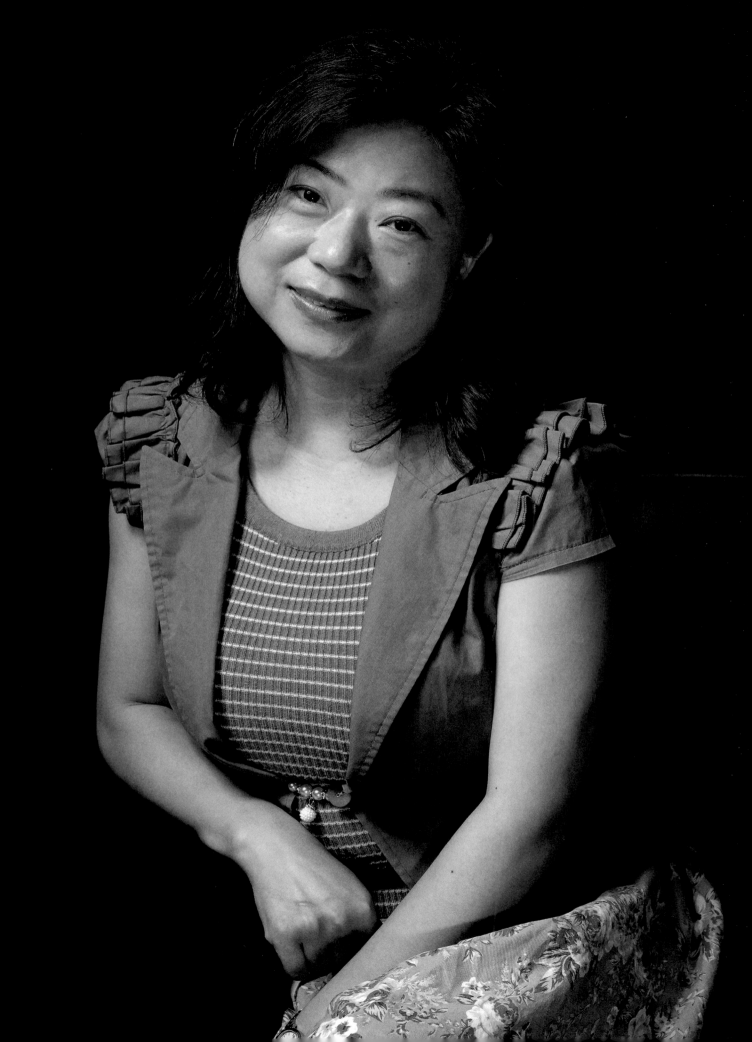

肾上腺皮质癌

她用九年战胜肿瘤

肾上腺皮质癌（adrenocortical carcinoma，ACC）是一种罕见的原发于肾上腺皮质的恶性肿瘤，具有恶性度高、浸润性生长、预后差等特点，据罕见病数据库 Orphanet，其发病率为 1/1 000 000~9/1 000 000。目前该病有特效药物，药品名为米托坦（Mitotane），已在国内获批上市。

高连花在 2013 年 30 岁备孕二胎时，因高血压和月经不调就医，进行了嗜铬细胞瘤手术，意外查出是恶性程度很高的 ACC，术后两年肿瘤复发，且多发转移无法再次手术。在医生的建议下服用特效药治疗，九年多来，病灶已基本消失或钙化，目前复查指标都正常。米托坦是目前唯一被批准治疗 ACC 的靶向药物，2019 年 3 月列入我国"第二批临床急需境外新药"列表。

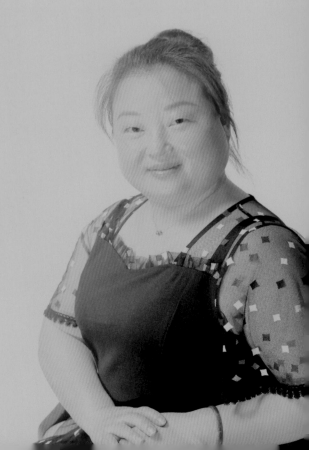

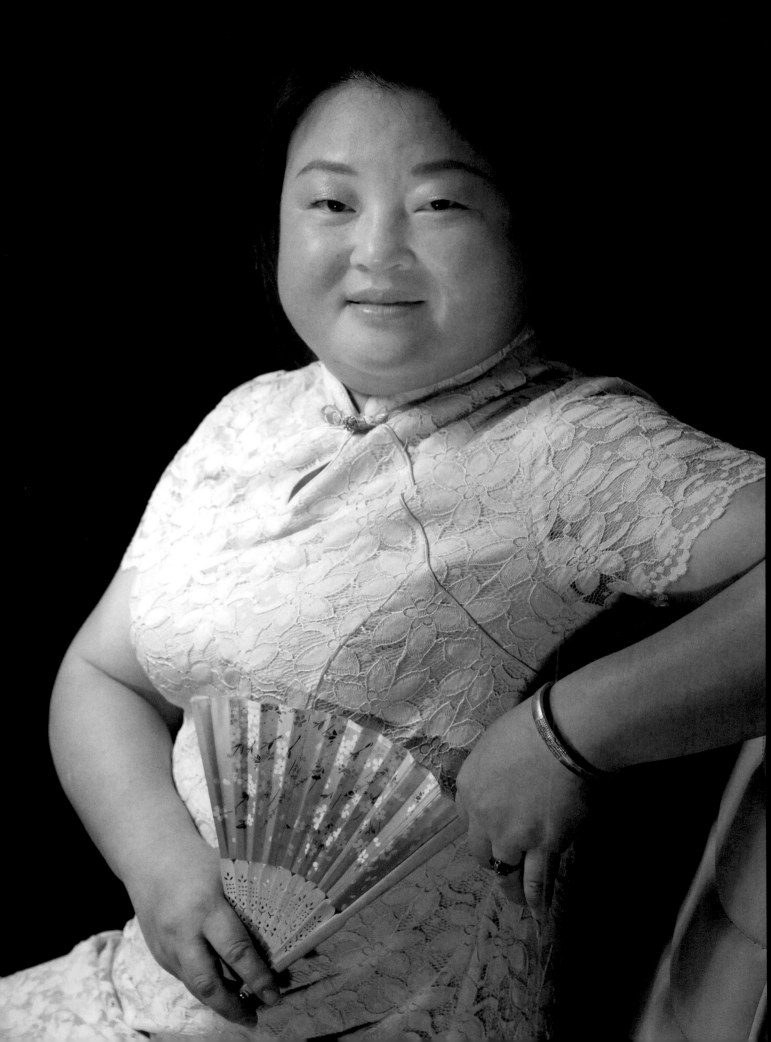

Angelman 氏症候群

长不大的微笑天使

Angelman 氏症候群又称天使综合征（angelman syndrome，AS）是一种基因功能缺陷所导致的罕见病。由于神经系统内 *UBE3A* 表达基因缺陷，导致神经系统发育性疾病。患者有癫痫、发育迟缓、语言发育障碍及运动障碍等严重的症状，但是常常面露笑容，皮肤白皙，在国内有一个美丽的译名，叫作"天使综合征"。目前尚无办法根治，患者终身需在照护下生活。按照国际发病率 1/15 000 计算，预计中国存在 5 万 ~10 万名患者，然而目前统计在册、已确诊的患者仅有 1 000 多人。

畅雨 1 岁确诊，13 个月大就开始严格的康复训练，经过 8 年的努力训练，语言表达能力依旧受限，只能发出"妈妈""爸爸"的音节。总体认知水平相当于 2 岁左右的孩子，生活中 24 小时离不开家人照护，没有危险意识。永远"长不大"的她也渴望走出家门，去看看更大的世界。

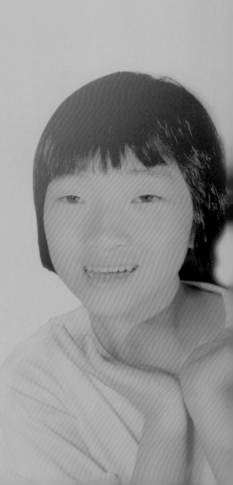

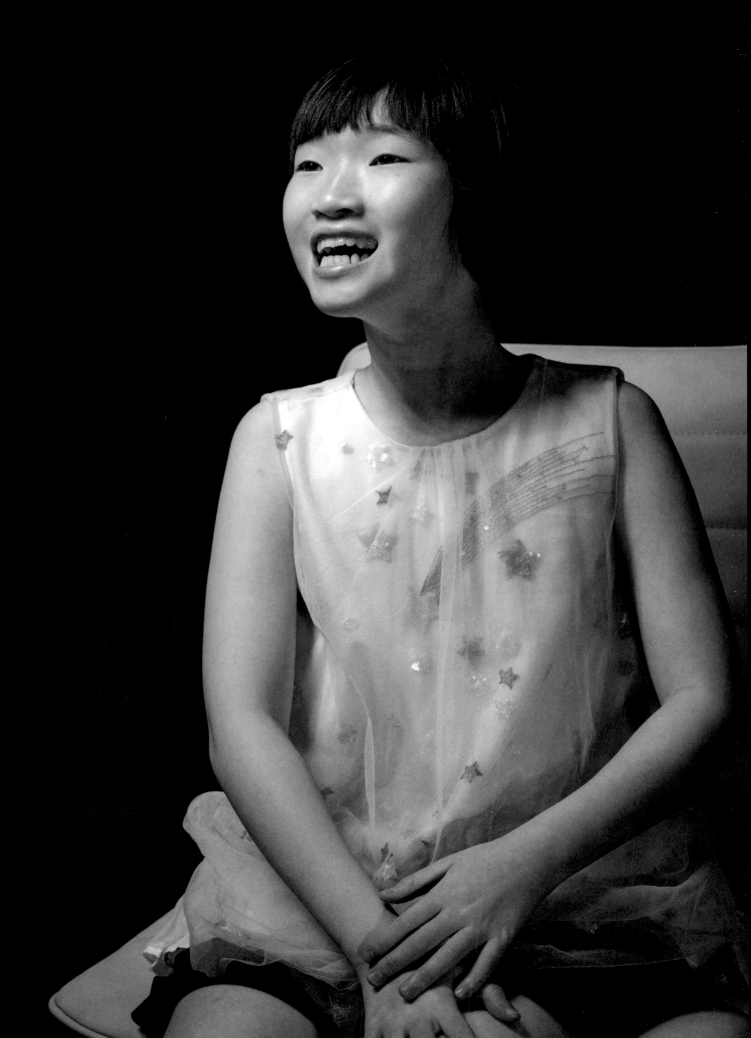

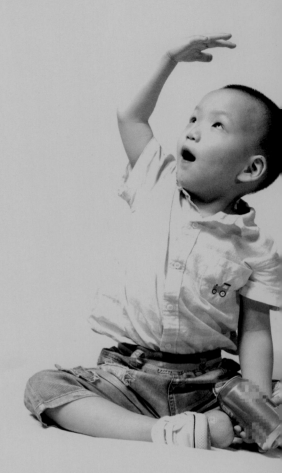

GAND 综合征

姚晔 三岁半

慢慢成长的罕见宝宝

GAND 综合征是一种神经发育综合征，非常罕见，2013 年首次报道，其特征是从婴儿期开始就明显出现全面发育迟缓，伴有运动迟缓和中度至重度智力发育受损，多数患者的语言学习能力较差。主要临床表现为肌张力过低、喂养困难及常见的畸形特征，一些可变特征包括癫痫、心脏异常和非特异性脑成像等。GAND 综合征的发病机制尚不明确且没有任何治疗方案，根据罕见病信息网 Rarediseases 介绍，该病患病人数极少。

姚晔自出生后一直处于发育落后状态。6 个月时还未能抬头，9 个月亦无法翻身。此后经过多种医学检查包括脑电图和磁共振等，仍未能明确病因。直到 10 个月时进行了基因检测才得到确诊。此后开始接受各种康复治疗，虽进展缓慢，但在持续进步，3 岁时可以跟跟跄跄地走几步，仍缺乏语言能力。父母根据国外研究文献得知孩子大概率需要终身照护，为了持续探索治疗方案，同时为了整个罕见病群体的发声，姚晔的父母投身于罕见病公益事业。

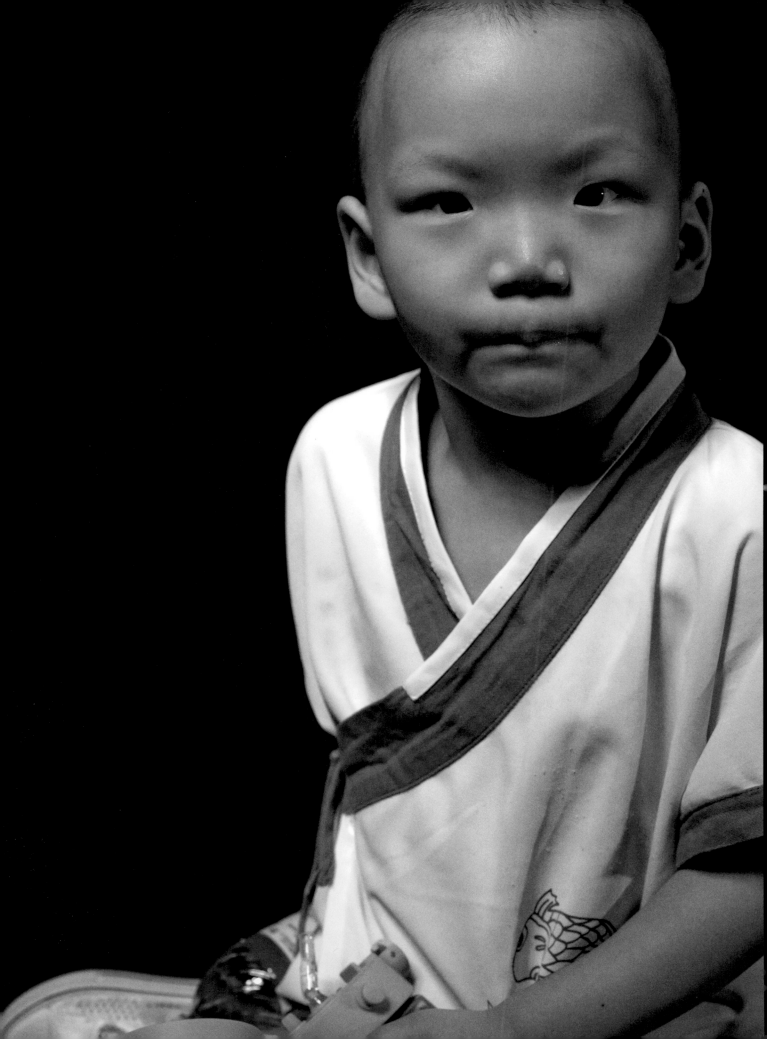

指甲 - 髌骨综合征

吴萌 二十八岁

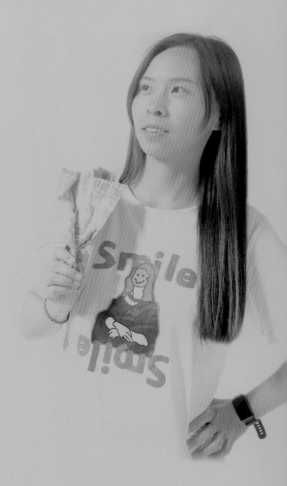

从"残疾"到"罕见病"

指甲 - 髌骨综合征（nail-patella syndrome）是一种以指甲和髌骨发育异常或缺如为特征的综合征，有时伴有其他骨骼改变，如髂骨角畸形桡骨头脱位、小肩胛骨部分伴有眼部异常及肾脏受损等征象，为常染色体显性遗传。据罕见病数据库 Orphanet，该病发病率为 1/100 000~9/100 000。

吴萌从小被定义为"残疾人"，直到 2023 年初正式确诊为指甲 - 髌骨综合征。在被告知这是一种疾病的时候，吴萌像是迷失在海上的帆船找到了方向，对她来说，从"残疾人"到"罕见病"是一种身份的转换，更是信念上从"绝望"到"满怀信心"的转换。目前没有进行治疗，希望尽快找到病友，帮助他们确诊，及时关注身体状况，避免盲目生育遗传下一代。

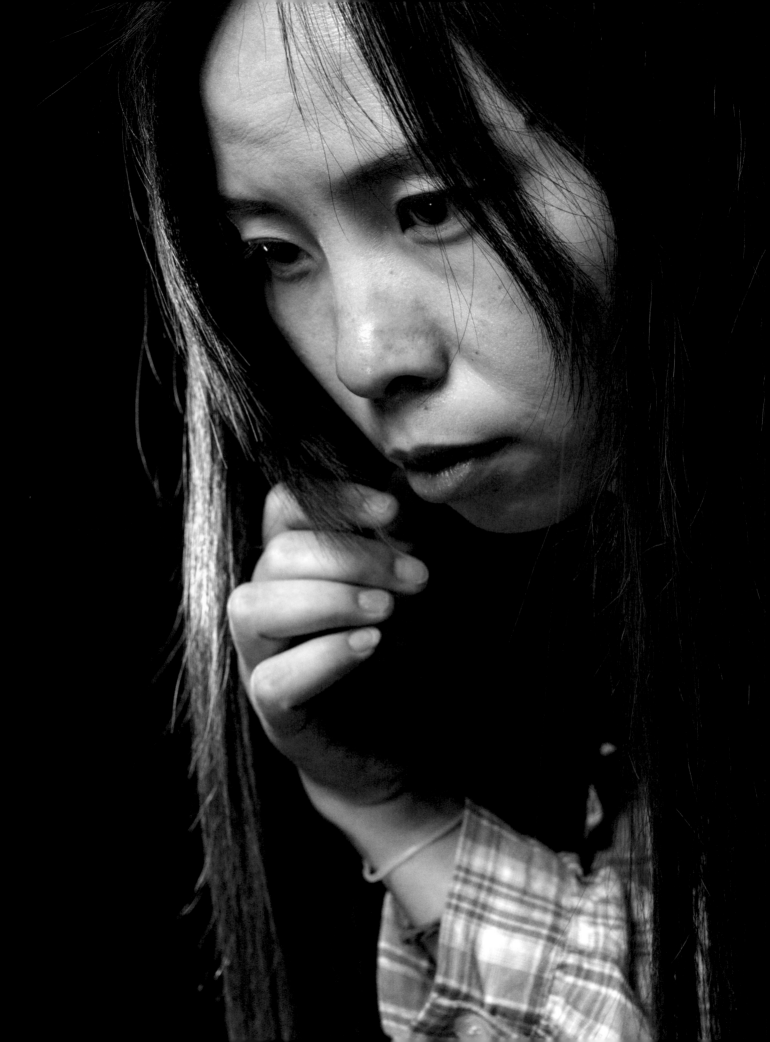

Rett 综合征

搓手手的"小美人鱼"

Rett 综合征是一种严重影响儿童精神运动发育的疾病，属于神经发育障碍类疾病。患病率为 1/15 000~1/10 000，主要见于女性，由 *MECP2* 基因突变或缺失引起。临床特征为女孩发病，呈进行性智力下降、孤独症行为、手功能失用、刻板动作及共济失调。大多数雷特综合征患者能存活到成年，但无法生活自理。

许乐一周岁前可以独坐、扶站、手能正常抓握东西、也有部分发音。一周岁左右出现搓手、吐口水等症状，慢慢发现抓握不住任何东西。一岁半时经基因检测，确诊为雷特综合征。先后在多地进行康复治疗，但还是不断退化。之后出现骨折、癫痫、呼吸问题等。由于需要二十四小时看护，家长只能放弃原有的工作，带着孩子回到老家，在亲朋好友的帮助下开了一间民宿来维持生计。

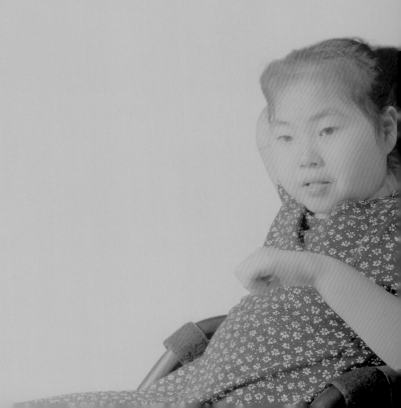

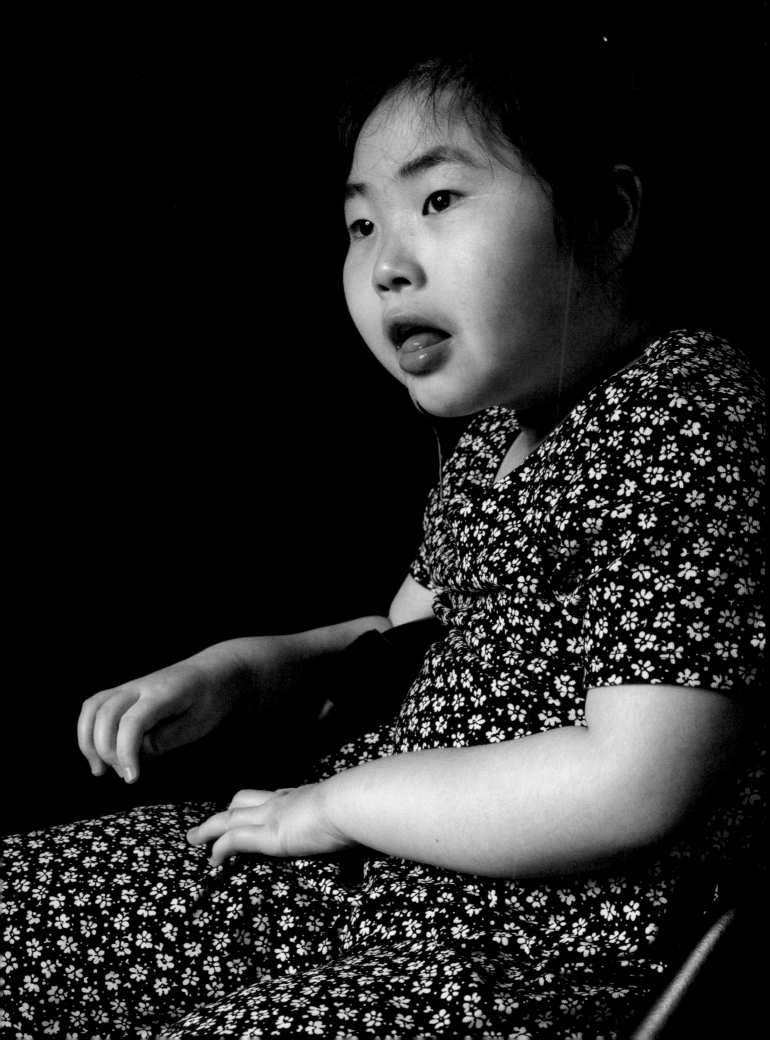

遗传性血管性水肿

潘奕屹 三十七岁

不时水肿发作的人生

遗传性血管性水肿（hereditary angioedema，HAE）是一种常染色体显性遗传病。主要表现为皮肤和黏膜水肿。HAE 的临床表现具有较大的异质性，甚至同一家系中的患者也有较大差异。临床上以反复发作、难以预测的皮肤和黏膜下水肿为特征。水肿的特点是发作性、自限性、一般约 3~5 天自然缓解、非对称性、非可凹性。

目前该病有多种治疗药物选择，包括达那唑、氨甲环酸、拉那利尤单抗、醋酸艾替班特、C1 酯酶抑制剂，截至拍摄时除 C1 酯酶抑制剂外，其他均已纳入国家医保药品目录。

潘奕屹 1986 年出生，18 岁在校读书时突发肠胃水肿，上吐下泻。此后近 20 年，身体四肢、肠胃、生殖器、面部等部位，时不时水肿发作。水肿发作期间，无法自理，对生活、学业、工作造成诸多困扰。多次面部水肿时危及喉头，虽庆幸未发生喉头水肿引起窒息，但几次与"死神"擦肩而过。其父年轻时也有相同症状，至今未确诊。2016 年确诊为 HAE，服用雄性激素预防治疗，效果欠佳，依然不时发病。2022 年换药后效果显著，至今未再发病。多年来为国内 HAE 患者奔走呐喊，积极参与、支持 HAE 相关公益事业。

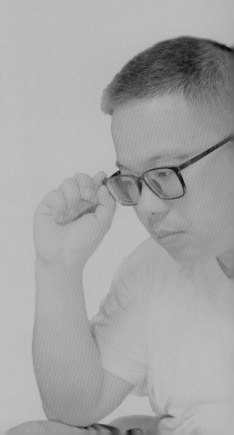

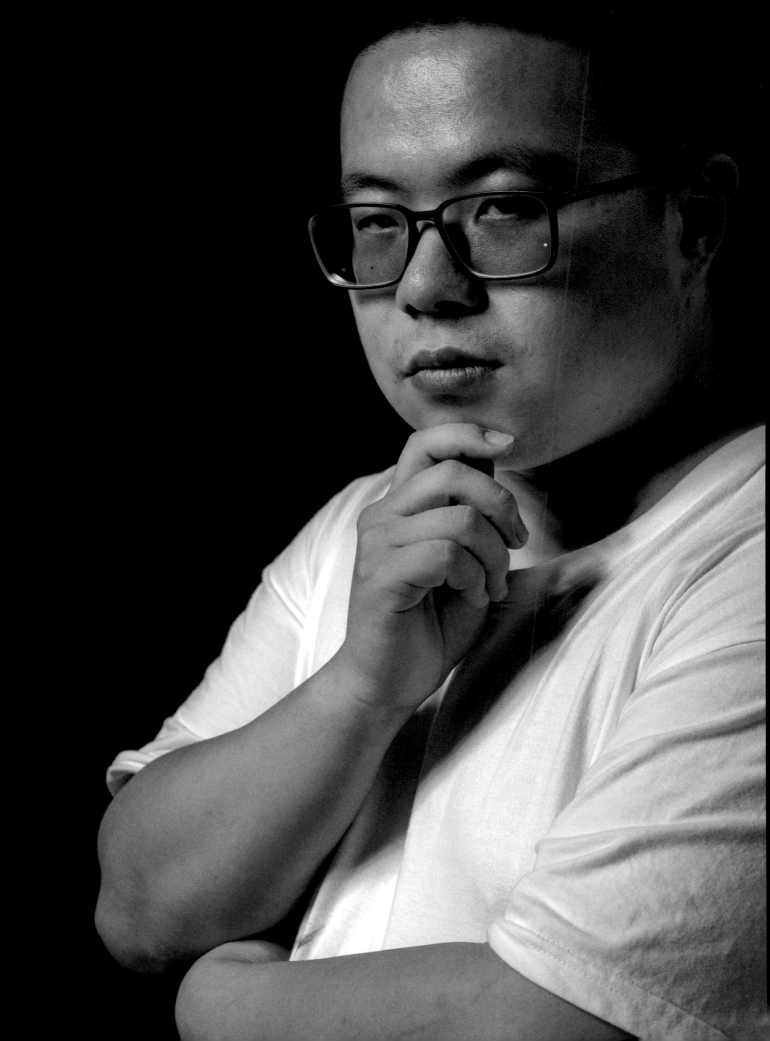

板减少 - 免疫缺陷综合征

湿疹 - 血小

王子恩 三岁

身患罕见组合，一路"打怪"通关

湿疹 - 血小板减少 - 免疫缺陷综合征（Wiskott-Aldrich syndrome，WAS）是一种 X 连锁隐性遗传性疾病，以血小板减少伴血小板体积减小、湿疹、免疫缺陷三联征为主要表现，同时患者易患自身免疫性疾病和淋巴瘤。如不经造血干细胞移植，WAS 蛋白表达阴性患者平均生存期仅 15 年左右。

王子恩因为血小板极低，接近个位数，出生第二天便住进 ICU，连续输血住院十几次，一时间难以确定病因。经过基因检测，医生们发现他同时患有 WAS 和 SMA，这样的罕见病组合，国内外文献都鲜有提及。2022 年 8 月 26 日，他经过造血干细胞移植治疗，等血小板恢复后继续治疗 SMA。SMA 须鞘内注射诺西那生钠，现如今，他已完成五次注射，结合康复医院的治疗，已经可以翻身了。希望有一天他能够站立起来，自力更生。

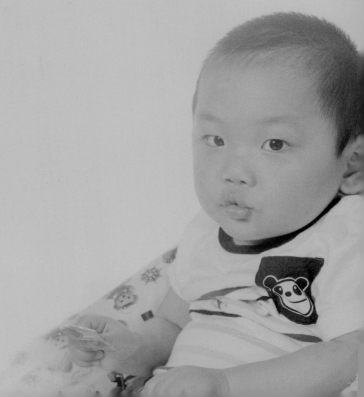

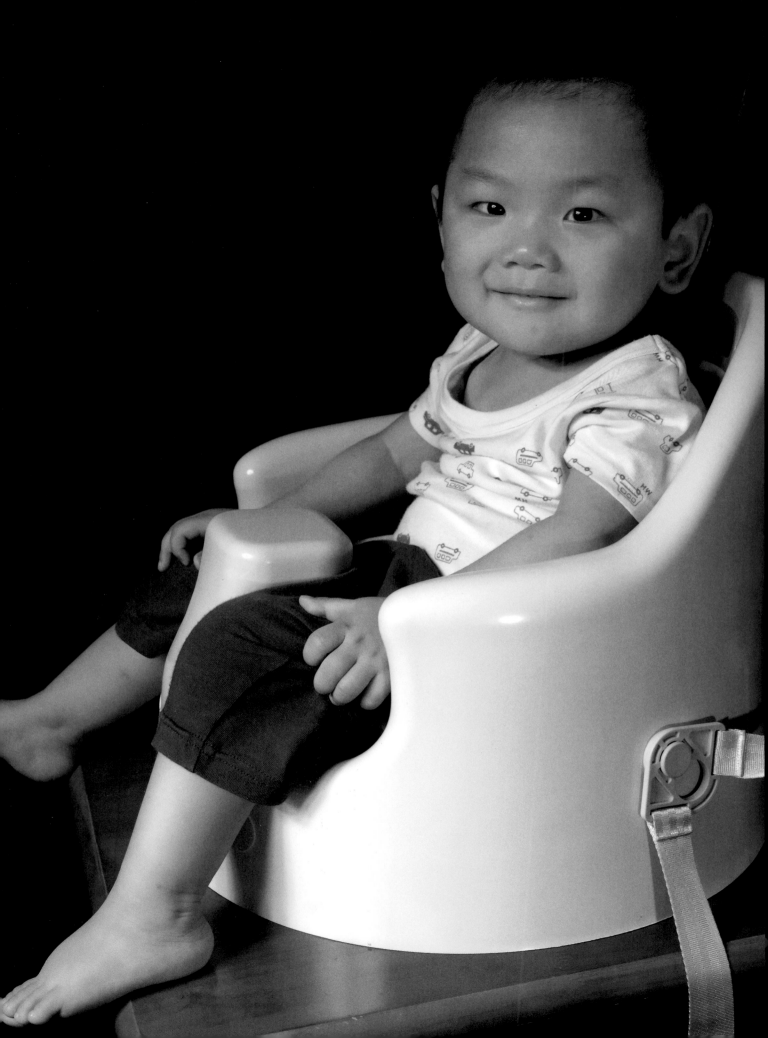

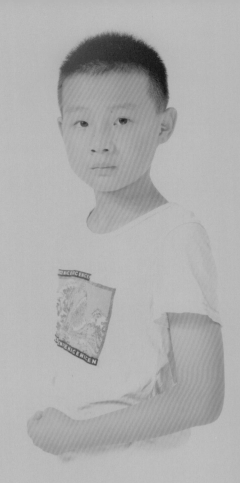

四氢生物蝶呤缺乏之症

曾文轩 十岁

十年坚持挺过代谢难关

四氢生物蝶呤缺乏症又称异型苯丙酮尿症，属于常染色体隐性遗传病。患者四氢生物蝶呤合成或代谢途径中某种酶的先天性缺陷，导致苯丙氨酸代谢障碍，影响脑内神经递质的合成，出现严重的神经精神损害。

曾文轩出生于2013年，出生15天确诊为四氢生物蝶呤缺乏症。父母立刻在网上查询有关资料，发现无法治愈，可能影响智力并需要终身服药。所有的一切都让初为人父人母的夫妻俩不知所措，连夜带着孩子进行复查，希望是误诊，然而医生给予了最终的答案，并表示孩子未来需要走一段漫长的治疗之路。但夫妻俩互相鼓励和支持，努力挣钱，孩子配合治疗，挺过了最初的难关，转眼10年过去了，当初那个小宝宝已经成长为了身高1.48米的帅小伙。他快乐自信，开朗活泼，希望他未来可以为公益事业出一份力。

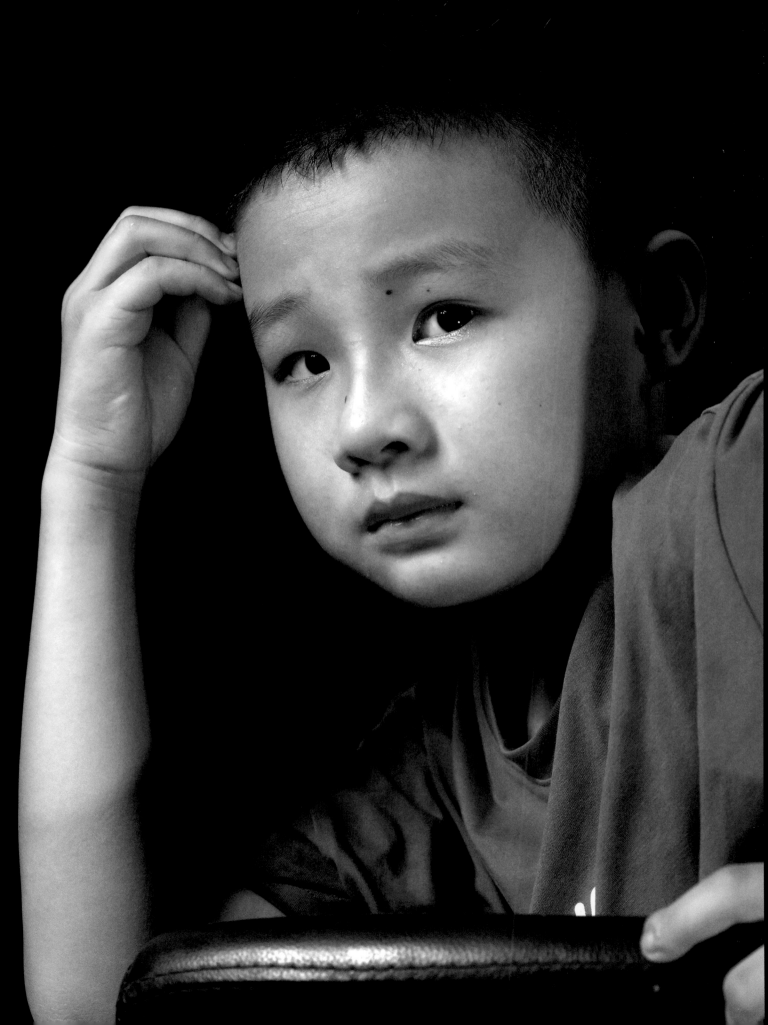

黏多糖贮积症Ⅲ型

满满的幸福

黏多糖贮积症Ⅲ型根据致病基因和酶缺陷不同分为A、B、C及D 4种亚型。临床表现相同，主要表现为严重智力发育落后。6岁以后面容轻度粗陋，无角膜混浊，身高正常。X线骨骼改变较轻，后期会出现关节僵硬、肝脾大和癫痫。目前黏多糖贮积症Ⅰ型、Ⅱ型、Ⅳ型、Ⅵ型和Ⅶ型均可通过酶替代疗法——一种向患者注射含有缺失酶药剂的治疗方法延缓病情的进展。但黏多糖贮积症Ⅲ型患者，未来仍是一个未知数。这种疾病目前在全球范围内还没有上市的药物。由于病灶在中枢神经系统，药物研发尤为困难，适用于其他型的酶替代和基因疗法并不容易在Ⅲ型患者身上奏效。

储煦时小名满满，黏多糖贮积症Ⅲ B型患儿，由于先天缺少α-N-乙酰葡糖苷酶，满满体内的黏多糖在溶酶体中贮存，随着时间的推移，损害各个器官，剥夺其正常生活的能力，智力进行性倒退，丧失语言能力，不能独立上下楼梯。两岁之前，满满和别的孩子一样快乐成长，活泼淘气，但2015年，满满快3岁时，逐渐变得不爱活动，说话也特别吃力，连1岁时可以完整唱出的《世上只有妈妈好》只能唱出一句。满满最终被确诊为黏多糖贮积症Ⅲ B型，医生说他会逐渐地失去语言能力、失去运动能力、不能吞咽、智力下降……满满妈妈说，我相信，这一定是上天认为我们有能力照顾好他。一家人带着满满看过许多风景，体验过许多快乐，让满满的童年收获着满满的幸福。爸妈为了让满满能用上药，四处奔波，付出了许多努力。

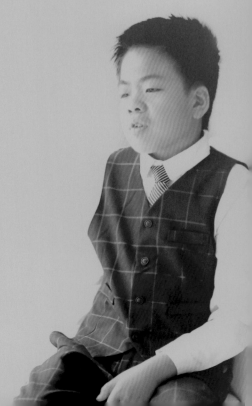

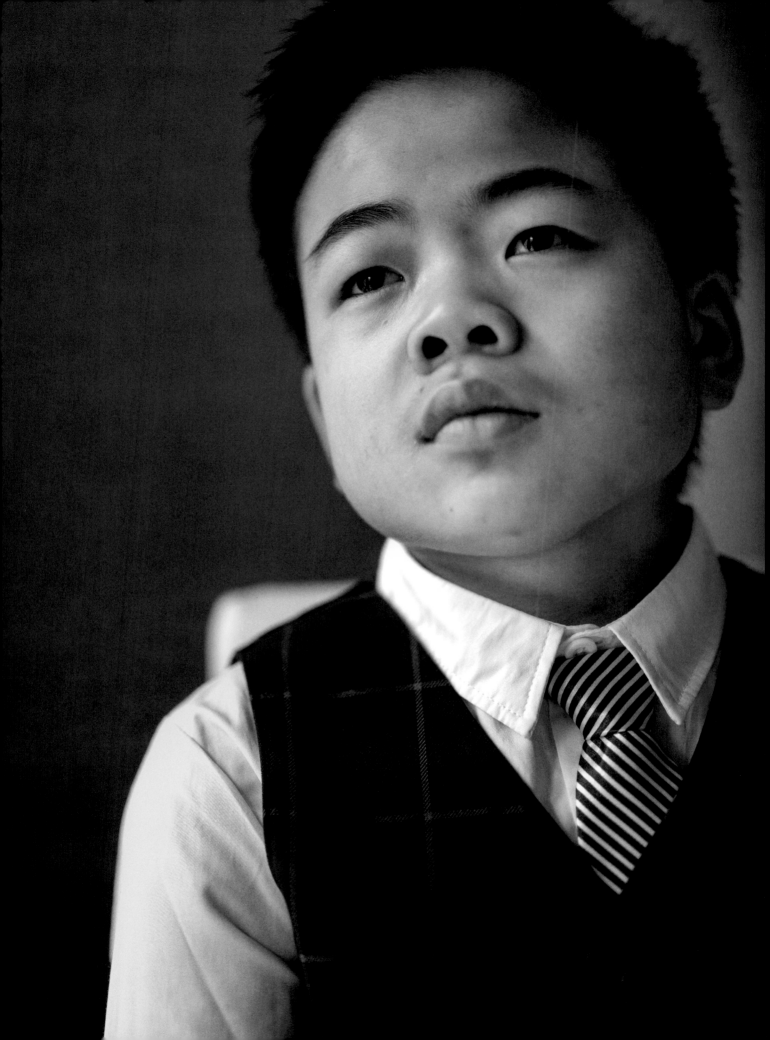

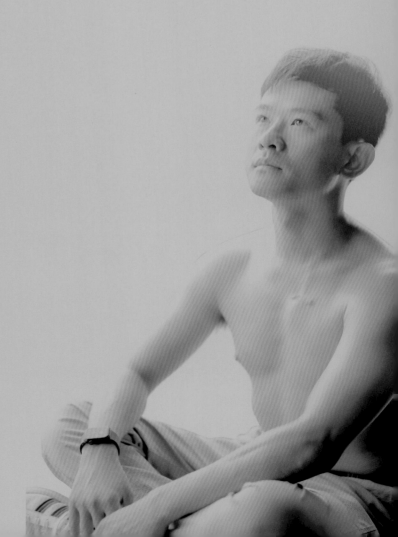

从拄拐少年到肌肉小哥

帕金森病（青年型、早发型）属于神经系统变性疾病，起病早、进展慢、病程长，主要表现为运动症状、姿势平衡障碍、情绪障碍等。药物疗效好，但药物治疗的运动并发症出现早且发生率高；不典型症状起病多，认知障碍发生少。常出现肌张力障碍及锥体束征。

30岁的邱怀德已和帕金森病抗争了16年，并在博士毕业后成为当地特殊教育师范学院的一名教师。2007年，正在读高一的他开始出现走路不对称的症状，之后病情每况愈下。2010年，他的双手开始出现明显抖动。一次次求医无果后，他下定决心学医自救。为此，他放弃已经考上的大学，复读一年后成功考入医科大学。11年时间里，他历经艰辛从本科一直读到博士，也完成了从拄拐少年到肌肉小哥的传奇转变。即便面对青年型帕金森病带来的症状困扰和不断恶化的预期，他仍坚持在自媒体平台科普疾病康复知识、分享生活日常和感悟，鼓舞着成千上万的患者和家属。他的故事不仅是对疾病的抗争，更是对生命的坚韧和勇气的见证。

〇七九

邱怀德 三十岁

（青年型、早发型）帕金森病

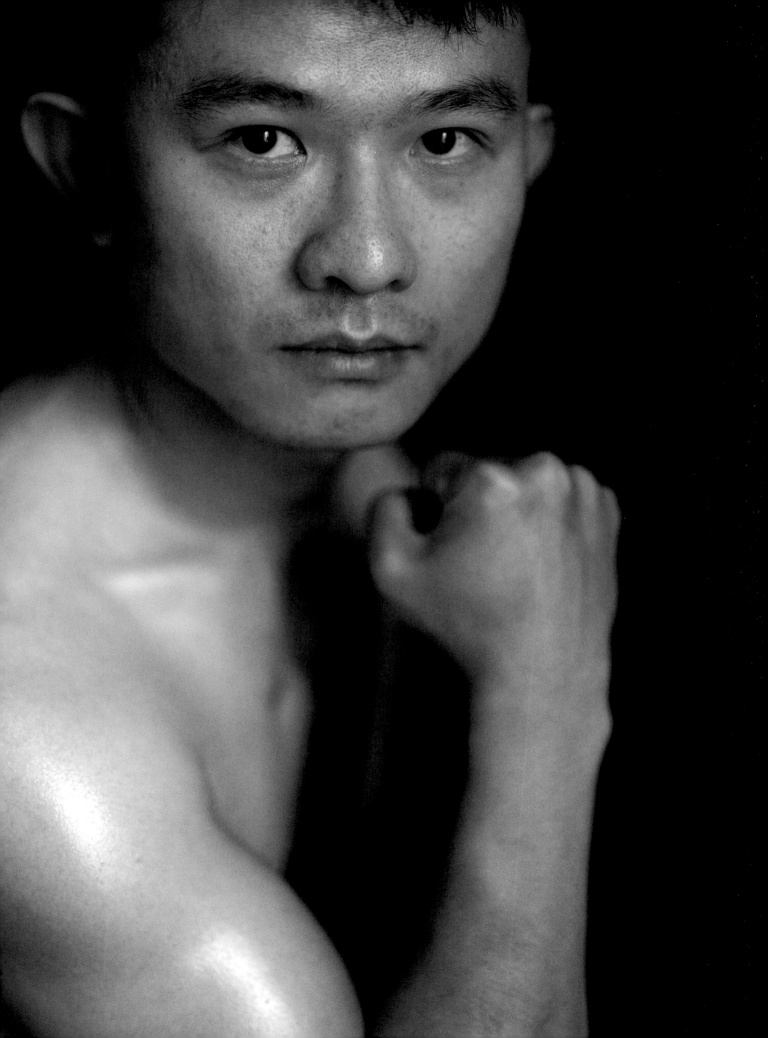

甲酰基转移酶缺乏症

鸟氨酸氨

崔弘远 八岁

不能多吃蛋白质的宝宝

鸟氨酸氨甲酰基转移酶缺乏症（ornithine transcarbamylase deficiency, OTCD）是尿素循环障碍中常见的一种遗传性代谢病，是由于鸟氨酸氨甲酰转移酶（ornithine transcarbamylase，OTC）基因突变导致的一种以高氨血症为主要表现的遗传代谢性疾病。本病又称为"高氨血症2型"，属于X连锁不完全显性遗传代谢病。目前该病有特效药物，药品名为苯丁酸钠。

崔弘远出生7天因呕吐和足跟血检测异常住院，1个月时确诊。8年间因病住院十余次，尝试了低蛋白饮食和苯甲酸钠、精氨酸、瓜氨酸和左卡尼汀等多种治疗方式。由于需严格控制饮食，从未随心所欲吃过一顿饭，身体和智力发育低于同龄人。近期在爱心机构的援助下用上特效药，但因高昂的费用难以长期维持。

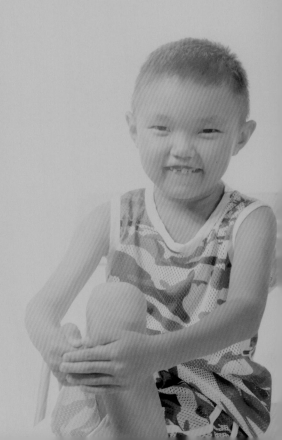

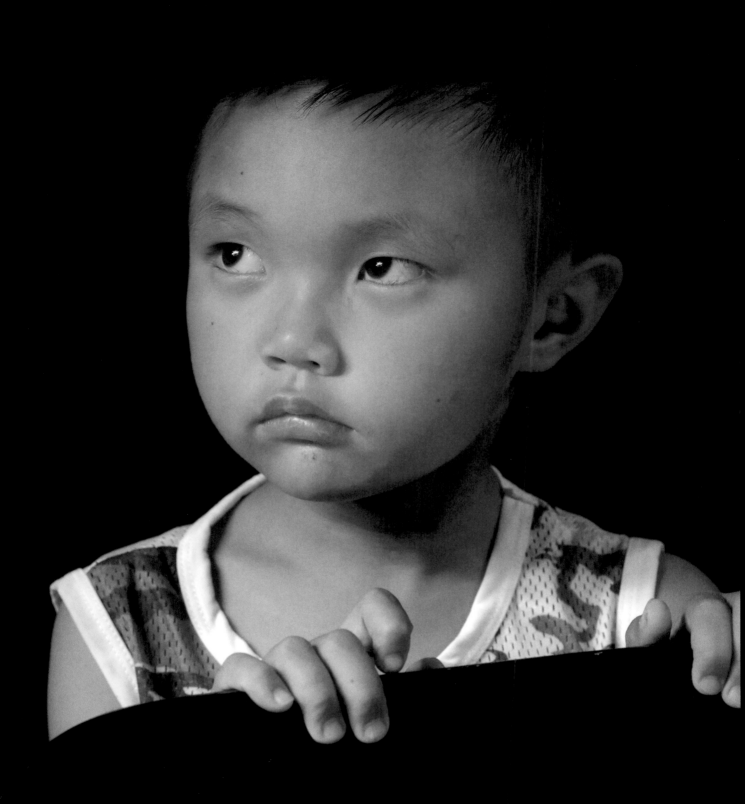

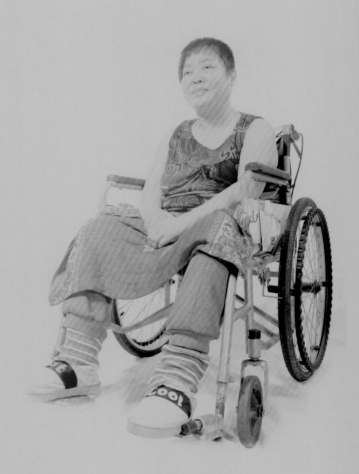

POEMS 综合征

杨娅静 四十七岁

一首罕见病的诗

POEMS 综合征是一种罕见的单克隆浆细胞疾病。名称中的五个英文字母分别代表了疾病的 5 种主要表现，P：多发性神经病；O：脏器肿大；E：内分泌异常；M：单克隆免疫球蛋白；S：皮肤改变。

杨娅静是一名护士。自 2015 年开始腰腿麻木，误以为是腰椎间盘突出症，治疗无效，后诊断为脱髓鞘病，应用多种治疗方案，控制不佳。2020 年确诊 POEMS 综合征，口服化疗药至今，病情得到控制。护佑健康的白衣天使因病致残，成为一名患者，巨大的落差让她抑郁、彷徨，但通过参加公益活动，和病友之间互相鼓励支持后又重拾信心。她热爱手工艺品制作，持有国家发明专利一项，希望把爱好做成事业，以创业的方式带动帮助更多的罕见病患者。

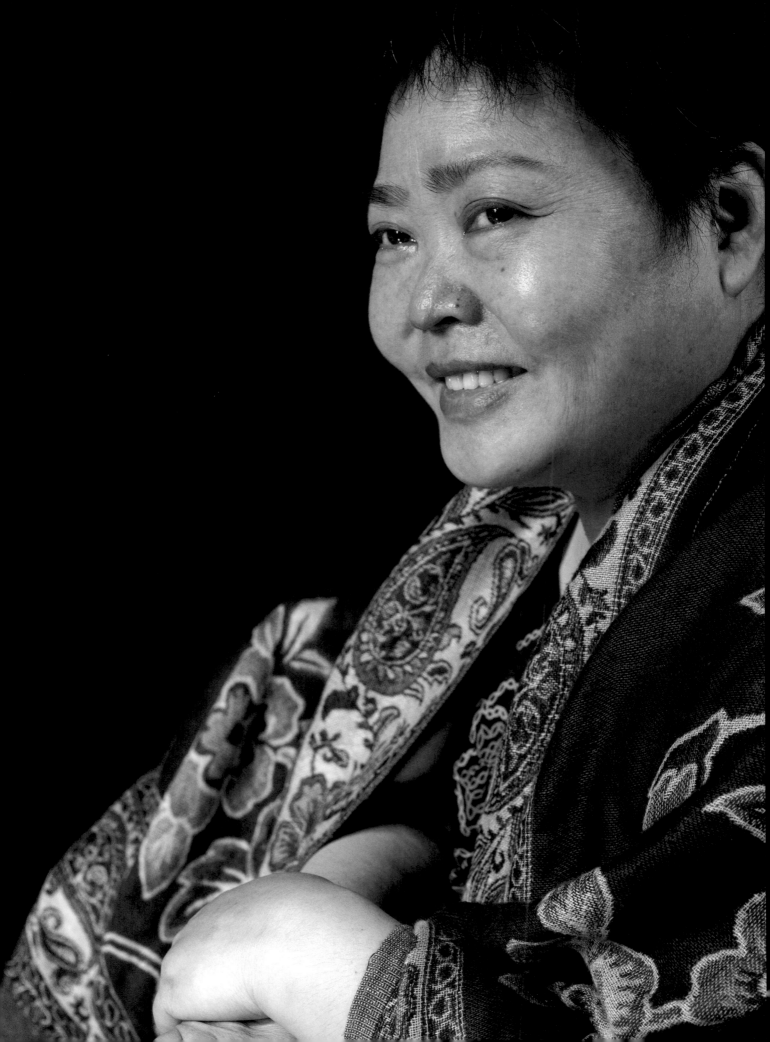

颅咽管瘤

爱久 七岁

盲杖、助视器、激素药，是我的三大法宝

颅咽管瘤是位于鞍区或鞍旁区的生长缓慢的中枢神经系统良性肿瘤。颅咽管瘤是起源于颅咽管的上皮细胞或 Rathke's 囊的残留（造釉型）或由原始口凹残留的鳞状上皮细胞化生而来（乳头型）。患者会出现头痛、视力损害和全垂体功能低下，包括中枢性尿崩症导致的多饮多尿，生长激素和性激素缺乏导致儿童发育迟缓，成人骨质疏松，皮质醇和甲状腺激素缺乏导致激素危象，以及其他下丘脑综合征（如体温调节紊乱、水电平衡紊乱等）。据罕见病数据库 Orphanet，该病发病率为 1/100 000~9/100 000。

爱久 3 岁半时突然发现看不清东西，一个月一直在眼科医院就诊，发现颅内肿瘤——颅咽管瘤，开颅术后全垂体功能低下、甲状腺功能减退、皮质醇激素缺乏、尿崩、生长发育受限，加双眼视力法定一级盲，爱久变成了全激素替代的"手动"人。陪伴爱久治疗时，爱久的妈妈发起了与颅咽管瘤和低视力有关的两个公众号，组织专家和志愿者为病友们提供公益帮扶，爱久也成了两个组织里的小志愿者，参加各类公益活动，把残疾补助拿出来捐给更困难的孩子，2023 年，7 岁的爱久入读普校参与融合教育，爱久说有三个法宝助力他：盲杖、助视器、激素药，有他们的陪伴，他什么都不怕！

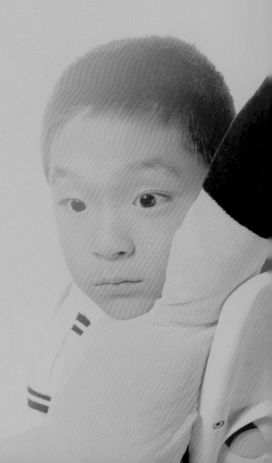

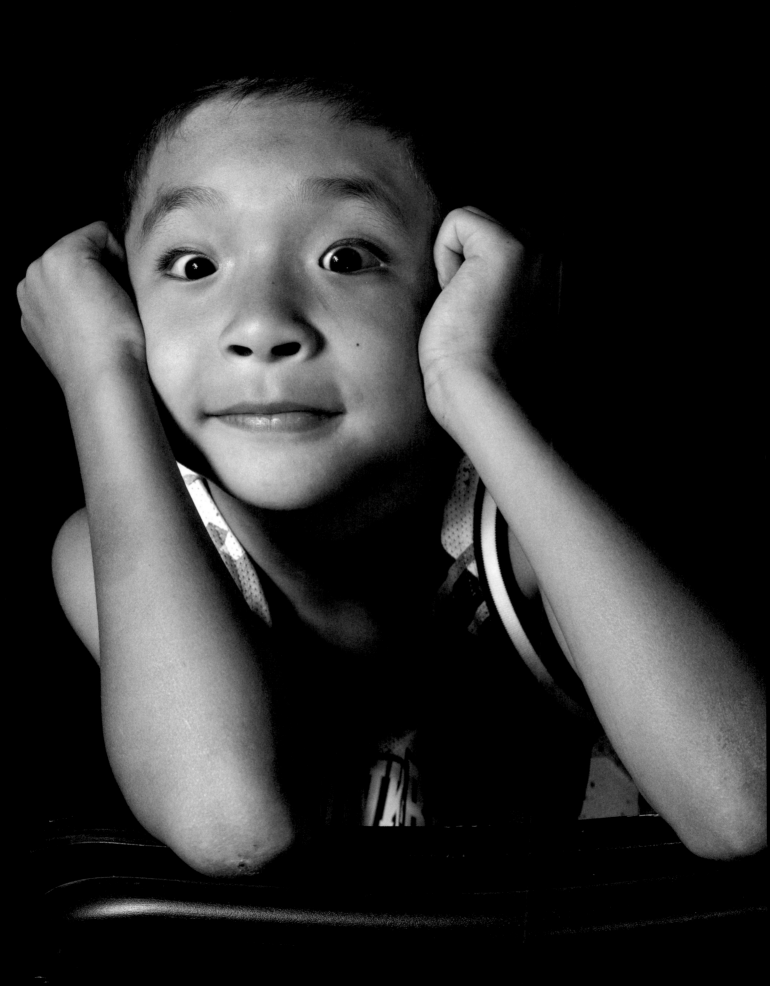

克兰费尔特综合征

花样美男找回自己的性别

克兰费尔特综合征即先天性曲细精管发育不全综合征，由 Klinefelter 于 1942 年首先确认这一病变。并以小而硬的睾丸、男子女性化乳房、性腺功能减退、卵泡刺激素（follicle-stimulating hormone，FSH）水平升高作为主要特征。

李占民幼年时期不好动、比较懒、性格内向，从小很少进行体育运动，初中毕业前体育考试成绩不合格，男性第二性征发育不明显。2000 年确诊为克兰费尔特综合征、性染色体核型为 47XXY、生育困难，确诊至今每天坚持服药，喉结、胡子、声音、肌肉、体力、免疫力等方面已经可看到明显的改变。2009 年加入以克兰费尔特综合征患者为主的组织交流平台，2013 年成为患者组织核心成员、2017 年作为发起人登记注册当地的罕见病关爱帮扶中心，同年经理事会全体表决同意成为该中心执行主任，负责关爱帮扶性腺发育领域罕见疾病患者群体的全面工作至今。

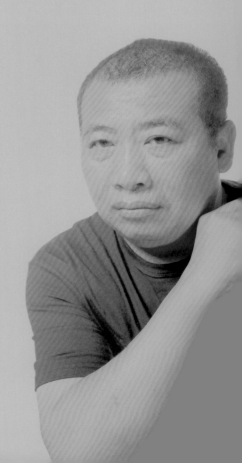

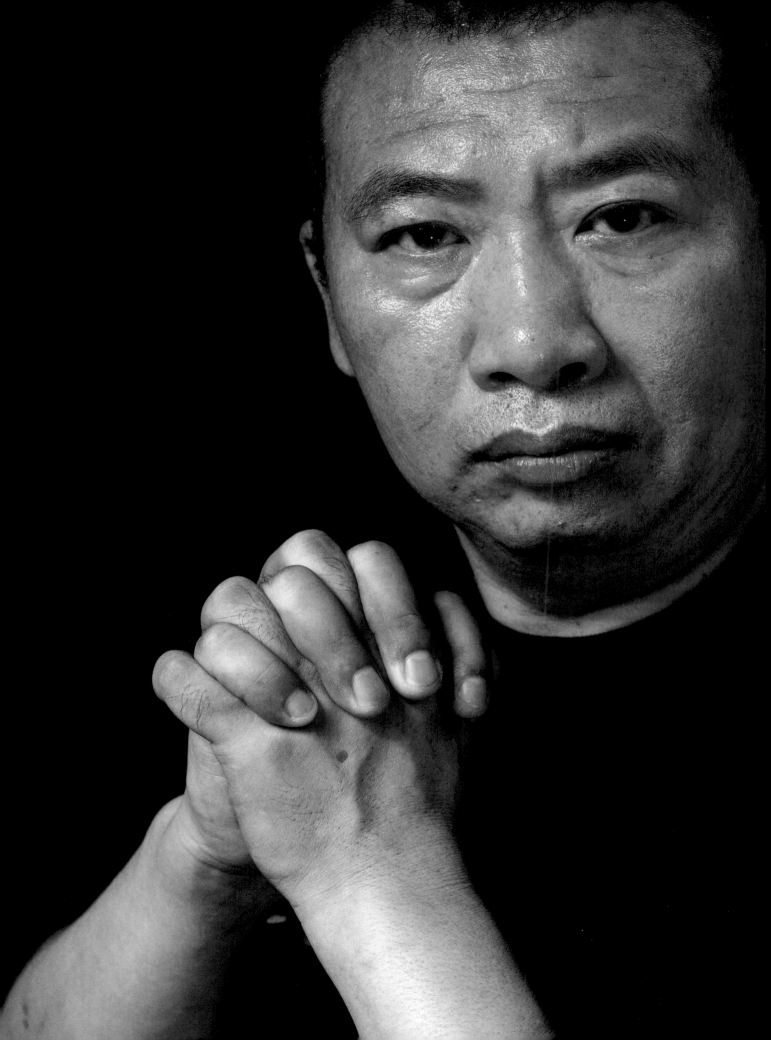

腹膜假黏液瘤

徐友芳 五十三岁

和罕见病缠斗的十个春秋

腹膜假黏液瘤（pseudomyxoma peritonei，PMP）是发生在腹膜壁层、大网膜及肠壁浆膜面的低度恶性黏液性肿瘤。属罕见病，误诊率较高。临床表现为腹部膨隆和腹腔内被大量胶冻样黏液腹水充填。发病年龄为 40~70 岁，女性多见，女性发病率较男性高 3 倍。据罕见病数据库 Orphanet，该病发病率为 1/1 000 000。

徐友芳自从 2013 年第一次手术，已经和腹膜假黏液瘤缠斗了十个春秋。经历了五次开腹手术的她，靠着一份穷人家孩子的吃苦精神、借着医护人员妙手回春的医术、带着儿子的依恋和家人的期望，跟跟跄跄走过这艰难的十年。作为罕见病群体的一员，她积极参与各种宣传以及公益活动，想借此为广大病友发出呼声。手术治疗至此，她更希望有专家和企业关注药物研发，破解病因、找到抑制疾病的药物，期盼她们的"药神"驾着七彩祥云从天而降！

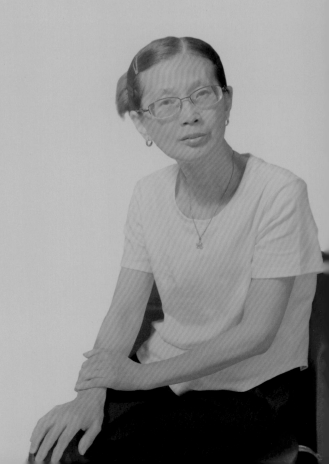

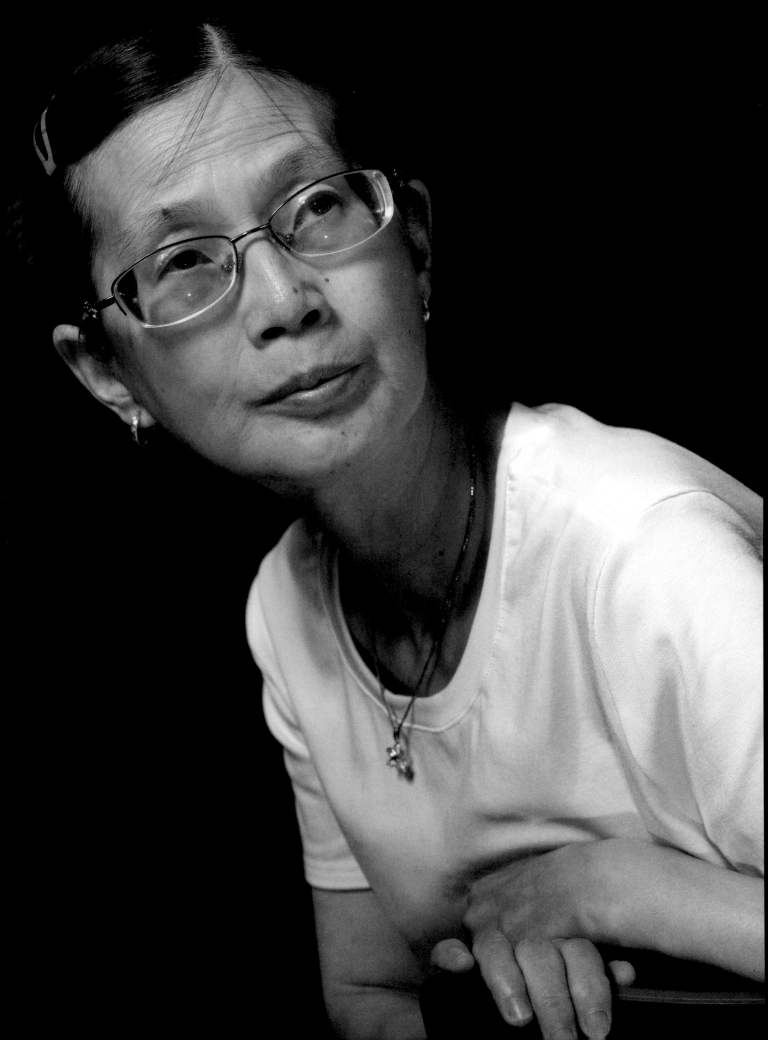

脉络膜骨瘤

○八五

赵琨 六十岁

单眼亦可看世界

脉络膜骨瘤是眼科罕见的肿瘤，其病因尚不清楚，一般认为是骨骼迷走神经瘤。单眼发病多见，双眼发病仅占 28%，在双眼病例中有多个家系报道呈现出遗传倾向。大多数肿瘤位于视盘附近，呈黄白色或橙色扁平突起，肿瘤边缘不规则，伪足可向四周延伸，可形成视网膜下新生血管，并伴有出血或浆液性视网膜脱离。目前无特效药物治疗，可探索激光治疗。

赵琨 43 岁时发现看东西"横不平、竖不直"，以为是近视所致。直到 2016 年她才发现自己视力严重下降，只能识别出视力表最上方两排字母，眼前常常灰蒙蒙的，白天走楼梯也会摔倒。她四处求医，确诊后却发现尚无有效治疗药物，相当一段时间生活在灰暗世界里。失去光明的人方知"见五彩斑斓世界"是如此奢侈！后接受试验性激光治疗，挽救回一只眼睛。她也积极投入罕见病诊疗保障事业，鼓励病友积极参与临床试验、利用专业力量开展罕见病药物卫生技术评估共识和探索罕见病救治多层次保障等工作，为国家罕见病诊疗保障事业添砖加瓦！

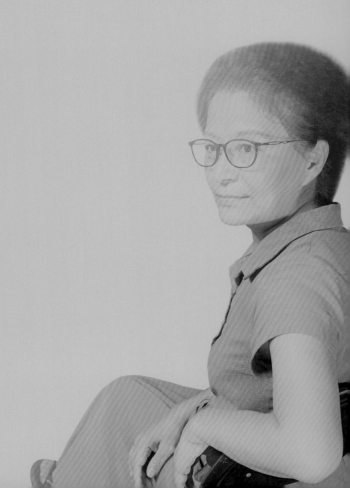

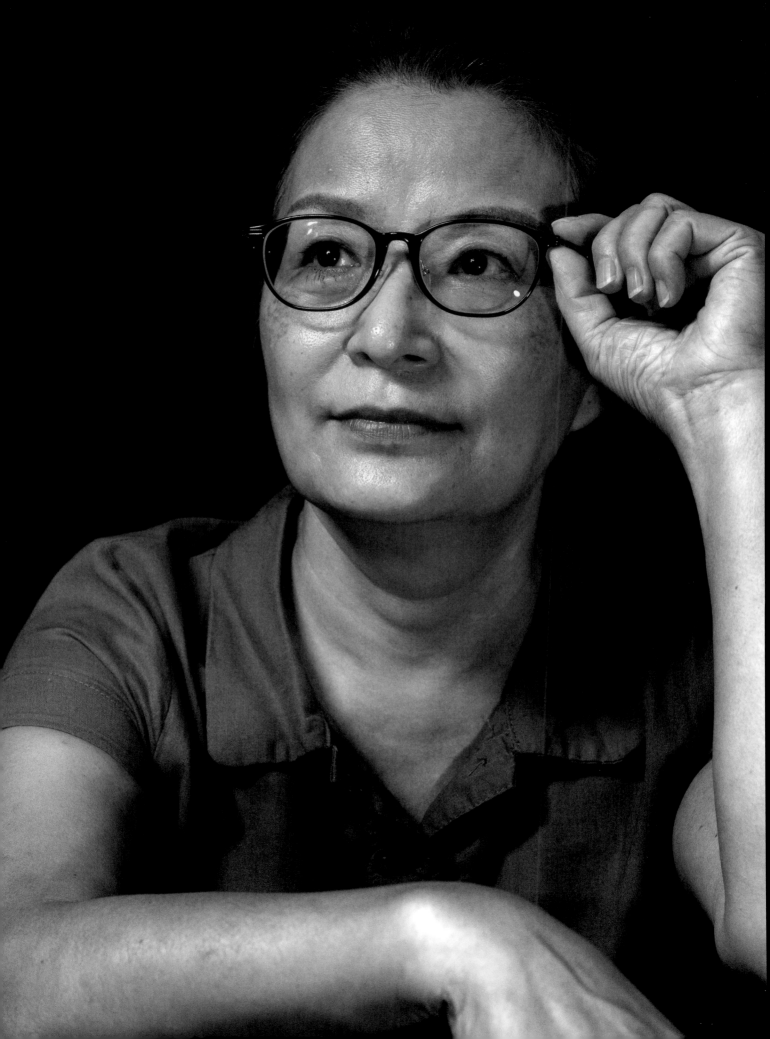

家族性高胆固醇血症 纯合子

○八六

李洋 三十一岁

蔓延的黄色瘤也无法阻挡我的生命力

家族性高胆固醇血症（familial hypercholesterolemia, FH）是由低密度脂蛋白胆固醇（low-density lipoprotein cholesterol, LDL-C）分解代谢的关键基因之一发生突变所引起的一种遗传性疾病。纯合子家族性高胆固醇血症（homozygous familial hypercholesterolemia, HoFH）是由于这些关键基因发生纯合突变或者复合性杂合突变所致，临床表现为 LDL-C 水平明显升高，胆固醇在皮肤、眼睛和肌腱等多处沉积和早发动脉粥样硬化性心血管疾病（atherosclerotic cardiovascular disease，ASCVD）的倾向。目前该病有多种特效药物，药品名为瑞舒伐他汀、阿托伐他汀、依折麦布、辛伐他汀、依洛尤单抗，均已纳入国家医保药品目录。

李洋出生时，臀部尾椎长了大小如米粒的黄色瘤，开始时无人在意，但4 岁时胳膊肘也出现了黄色小瘤，之后关节处的黄色瘤逐渐增多，18 岁时已有鸡蛋大小。从小到大，他不敢穿短袖衣服，担心被同伴嘲笑。他两次做过黄色瘤的切除手术，但黄色瘤已经蔓延至眼睛等明显部位。令他更为担忧的是，此病严重影响心脑血管，年仅 20 多岁的他就患上了冠心病等老年病，并且随时面临心肌梗死、脑梗死等致命风险。医生曾经告诉他，他很可能活不过 30 岁，但如今他已经 31 岁了。他相信，不久的将来医学科技一定能够突破基因的限制，治愈他的疾病。他坚信人类永不放弃，终会战胜疾病。

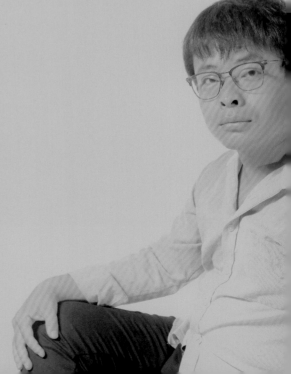

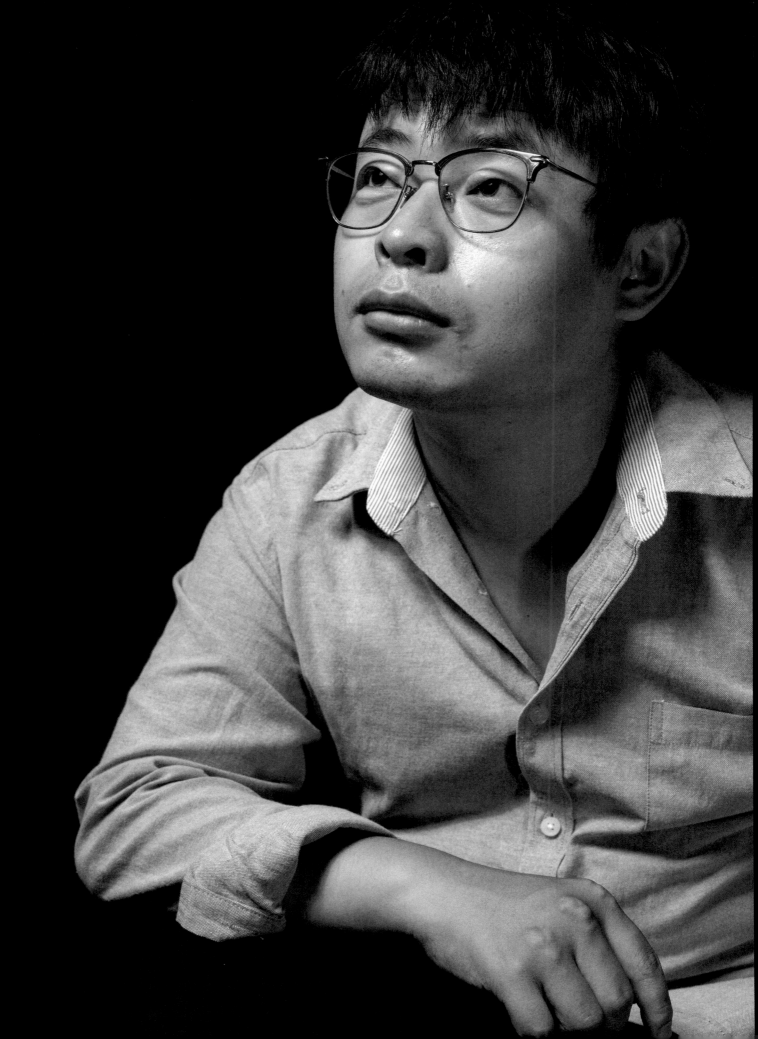

奥尔布赖特综合征 麦丘恩 -

〇八七

丁原 二十七岁

轮椅释放灵魂，我活出了自己

麦丘恩 - 奥尔布赖特综合征（McCune-Albright syndrome，MAS）是一种以内分泌功能紊乱（如非促性腺激素释放激素依赖型性早熟、高催乳素血症、生长激素分泌过多、甲状腺功能亢进、库欣综合征、甲状旁腺功能亢进症等）、骨纤维异样增殖症以及皮肤咖啡牛奶斑为典型表现的一种临床综合征。由 McCune 和 Albright 于 1936 年、1937 年分别在不同杂志首先报道。据罕见病数据库 Orphanet，该病发病率为 1/1 000 000~9/1 000 000。

丁原 4 岁被确诊为 MAS，小学做过两次腿部矫形手术，17 岁开始坐轮椅。回过头来，她却说是轮椅释放了骨子里的她，让自己的内在和外在联结起来，开启个人成长探索之路。成年后，她多次参与公益活动、舞台剧、公益徒步、共生舞工作坊、青年文化活动等，从参与者到志愿者再到组织者。后来接触到摄影，拍过个人写真、跟拍过工作坊、拍过脱口秀现场，偶尔开启"社牛"开关，街拍路人，然后再把照片送给对方。

2023 年，丁原加入某关爱中心，作为核心伙伴服务纤维性骨结构不良（fibrous dysplasia，FD）/MAS 病友家庭。她说，过往所有的经历和经验好像都是在为服务 FD/MAS 伙伴作准备。中心是"最会制造鼓励的地方"，他们希望能够鼓励自己、鼓励病友、鼓励所有在艰难中前行的人们，增加他们的"鼓励值"！

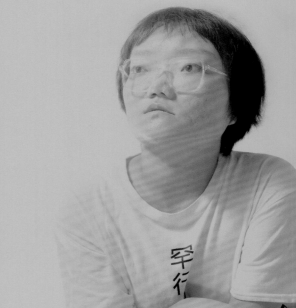

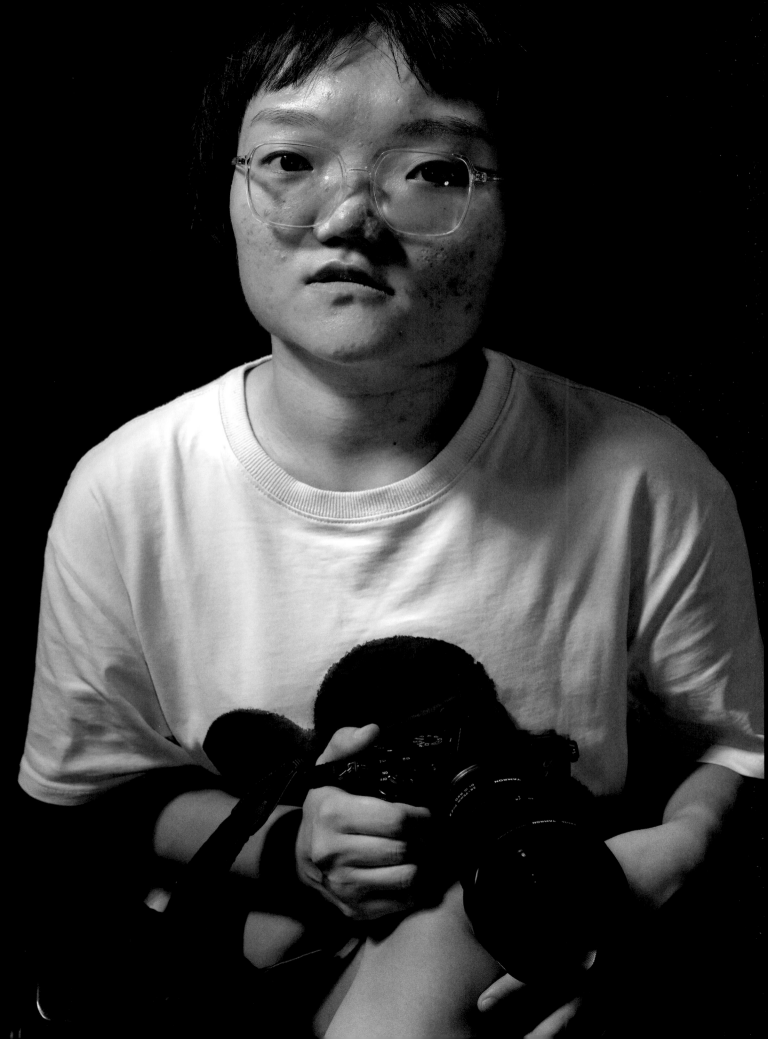

神经元蜡样质脂褐质沉积症

崔砾文 十二岁

在封闭的世界里等待叩门声

神经元蜡样质脂褐质沉积症（neuronal ceroid lipofuscinosis，NCL）是一组儿童最常见的遗传性进行性神经系统变性病。虽然多数患者在儿童期发病，偶尔也有成年发病的案例，其临床特点包括：进行性痴呆、难治性癫痫发作和视力丧失。

崔砾文 4 岁发病，时常癫痫发作，目前视力丧失，无法与人交流。进行了干细胞移植，但是效果并不好，目前主要靠服用治疗癫痫的药物维持。父母都是农民，收入低，前后给孩子治病花费良多，已经欠下了不少外债。

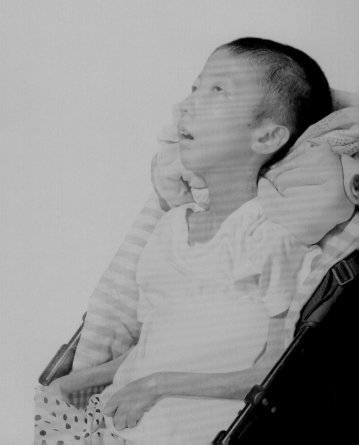

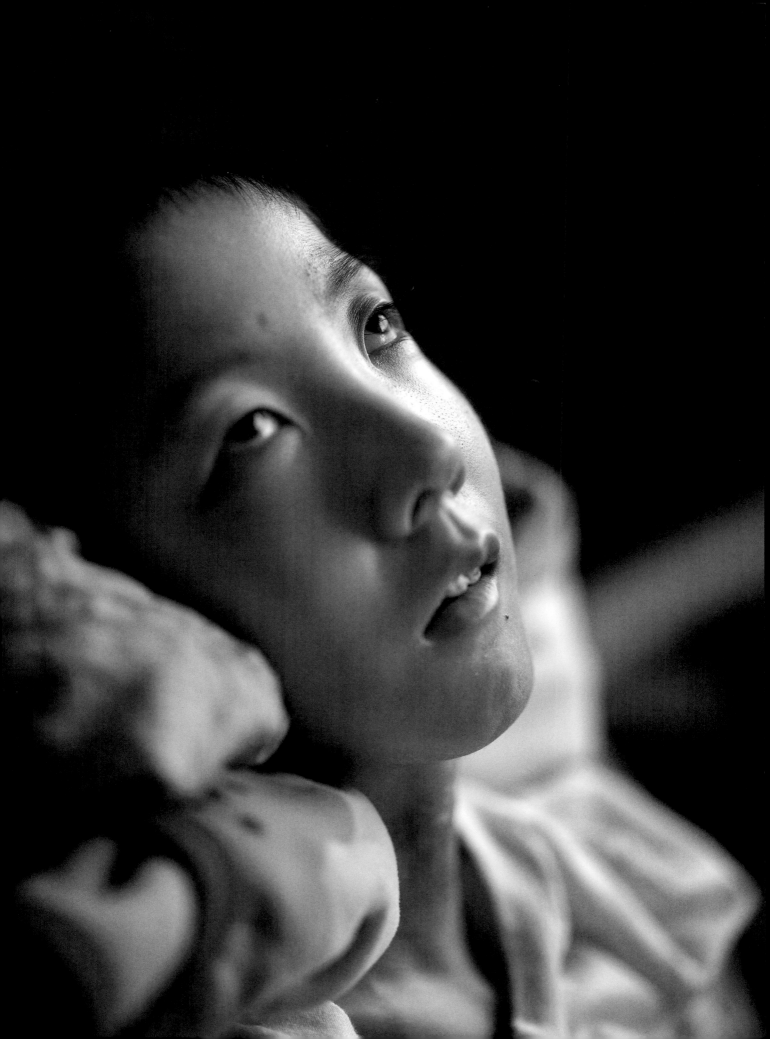

瓜氨酸血症Ⅰ型

王丞阳 三岁半

希望平"氨"长大的孩子

瓜氨酸血症Ⅰ型属于常染色体隐性遗传的尿素循环障碍性疾病。瓜氨酸血症Ⅰ型是由于精氨酸琥珀酸合成酶（argininosuccinate synthetase，ASS）基因突变所致，ASS1基因（定位在9p34.11）突变使酶的功能缺陷，导致氨在体内蓄积，出现高氨血症，瓜氨酸及其他尿素循环的副产物在血液、尿液及脑脊液中蓄积，引起一系列的毒性损害，造成惊厥甚至昏迷等一系列临床表征，严重时导致脑水肿危及生命。目前该病有特效药物，药品名为苯丁酸钠颗粒、口服用苯丁酸甘油酯。

王丞阳11月龄发病。发病初期呕吐、食欲减退，情绪不稳定。因症状不典型，被误诊为胃病。半个多月后孩子出现偏瘫症状，去医院检查脑部CT发现问题。出院后病情较稳定，选择保守治疗，需每天服用精氨酸，低蛋白饮食。因发病没有及时去医院，造成脑部大面积水肿，治疗后有脑萎缩症状，发育落后于同龄人。

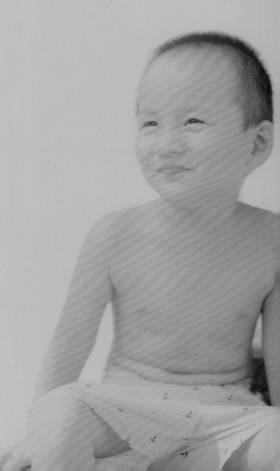

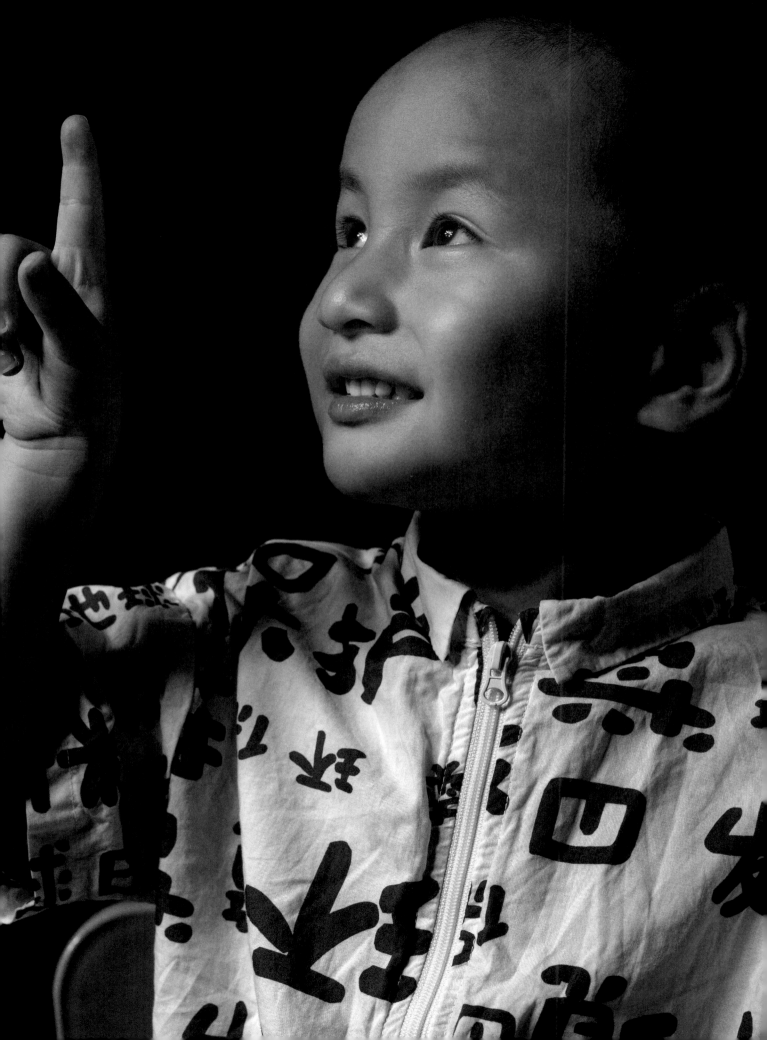

着色性干皮病

周舒清 五岁

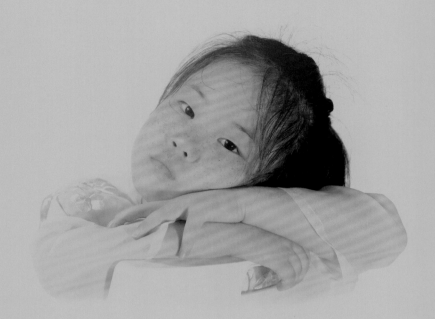

和太阳躲猫猫的小雀斑

着色性干皮病 (xeroderma pigmentosum，XP) 是一种遗传性疾病。患者皮肤细胞被阳光中的紫外线破坏之后不能自行修复，于儿童期即易诱发癌变。据罕见病数据库 Orphane，该病发病率为 1/1 000 000。

周舒清 5 岁。小时候皮肤白皙，2 岁后鼻子上出现雀斑，半年内迅速扩散到整个面部。曾经就医，但直到 2022 年雀斑进一步扩散到额头和下颌后，医生才怀疑她可能患了着色性干皮病。2023 年 3 月，经基因检测确诊为 XP C 型的高发皮肤癌和神经退化，这是一种比较严重的类型，大部分孩子只能活到成年，目前没有治疗药物。太阳中的紫外线会对她的皮肤造成严重损害，导致日常生活和上学就医都存在困难。父母辗转买到了专用的紫外线防护服，但在夏天，防护服不透气，加上紫外线强烈，她只能休学在家。由于脸上的雀斑，她会遭到小朋友异样的眼光。希望更多人能关注着色性干皮病，患者早日有药可用。

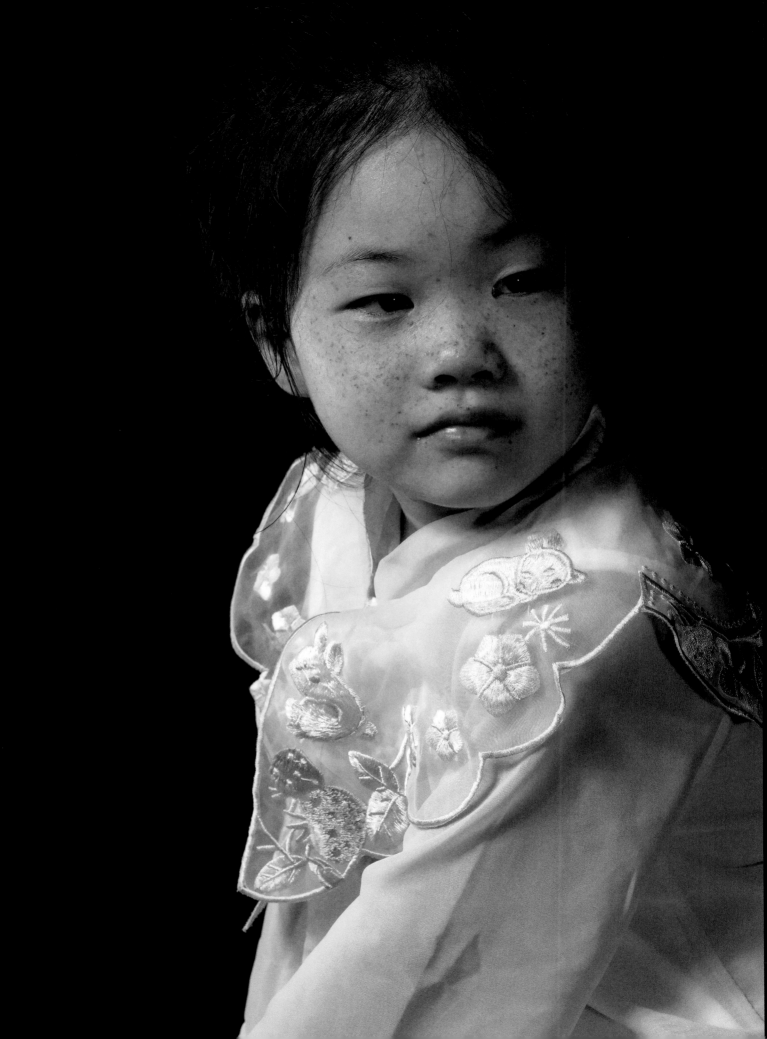

胚层发育不良综合征

先天性外

曹景涵 七岁

爱笑的涵涵运气不会差

先天性外胚层发育不良综合征又称先天性外胚层缺陷Siemencs综合征，是一组外胚层发育缺损的先天性疾患，累及皮肤及其附属结构如牙和眼间或波及中枢神经系统，有时可伴有其他异常。

曹景涵出生时头顶、背部有皮肤缺损，手脚有并指，右眼球偏小，而后又发现指甲、牙齿发育不良，毛发稀少，经多次求医后确诊为先天性外胚层发育不良综合征。身体虽有缺陷，但涵涵始终保持着积极乐观的生活态度。幼儿园三年，涵涵努力与小朋友交流学习，慢慢地学会了照顾自己，虽然看不清楚道路，但是升至小学的时候，她已经可以勇敢地自己从校门往返教室。学习生活中，总有小朋友们投来异样的眼光，但涵涵可以大大方方地与别人交流，并始终洋溢着热情的笑容。在老师和家长的悉心照料下，涵涵已经顺利完成了一年级的课程，并取得了优异的成绩。

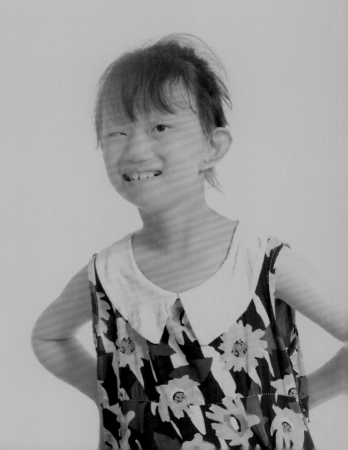

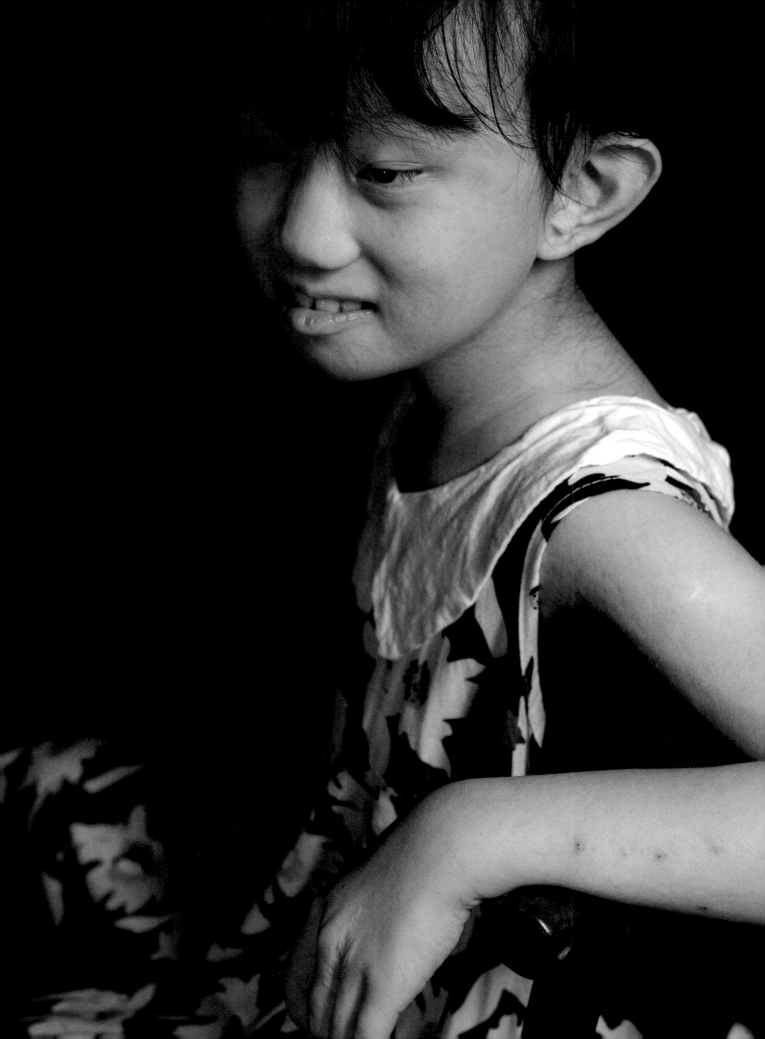

跳一支稀有的舞蹈

CDKL5 缺乏症是由于 *CDKL5* 基因突变引起的神经发育性疾病。CDKL5 综合征患者主要表现症状有发育迟滞、癫痫发作、失用症、自闭症、刻板行为等。据罕见病数据库 Orphanet，该病在英国发病率为 1/42400。

邱阡陌在出生 45 天受到惊吓后开始每天多次癫痫发作，在 4 个月大时通过基因检测确诊为自身 *CDKL5* 基因突变导致的癫痫性脑病，中文名为希舞综合征，该病目前没有特效药，会导致频繁且不易控制的癫痫发作、严重的智力和大运动发育障碍。从 3 个月开始尝试过十来种抗癫痫药物和生酮饮食，目前通过饮食调理和两种抗癫痫药的治疗，发作暂时稳定。目前孩子抬头不稳，无法独坐和站立，生活完全不能自理，需要家长全天看护和照顾，在病情相对稳定的情况下，家长正在尝试简单的康复，以帮助孩子生活得更好。

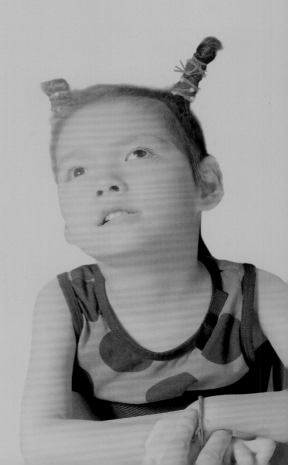

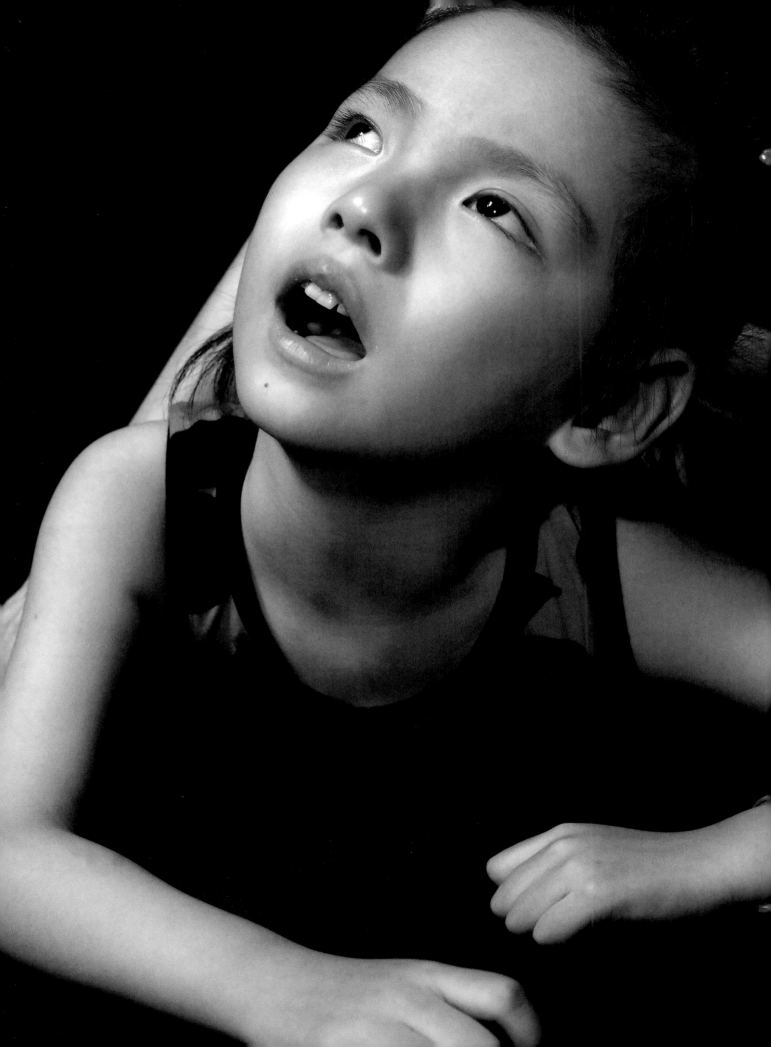

Alagille 综合征

田珏羽 七岁

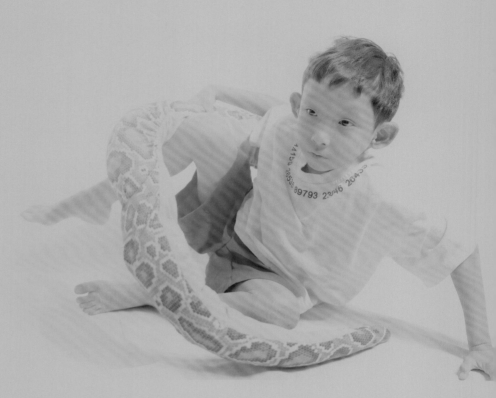

勇敢打怪的小小美猴王

Alagille 综合征（Alagille syndrome，ALGS）是一种常染色体显性遗传性疾病，特征是累及肝脏、心脏、骨骼、肾脏、眼睛、血管、皮肤等多个器官系统。约 90% 的患者由位于 20 号染色体的 JAG1 基因突变引起。因此 ALGS 需要多学科参与治疗。目前无特效治疗药物。辅助对症治疗药物，药品名为氯马昔巴特。

田珏羽刚出生由于高黄疸不退转进新生儿 ICU，两个月后辗转当地各大医院求医问诊，后通过基因检测确诊，但目前无特效治疗药物。小羽是个性格开朗乐观的孩子，积极配合治疗，服用了多种药物控制病情。

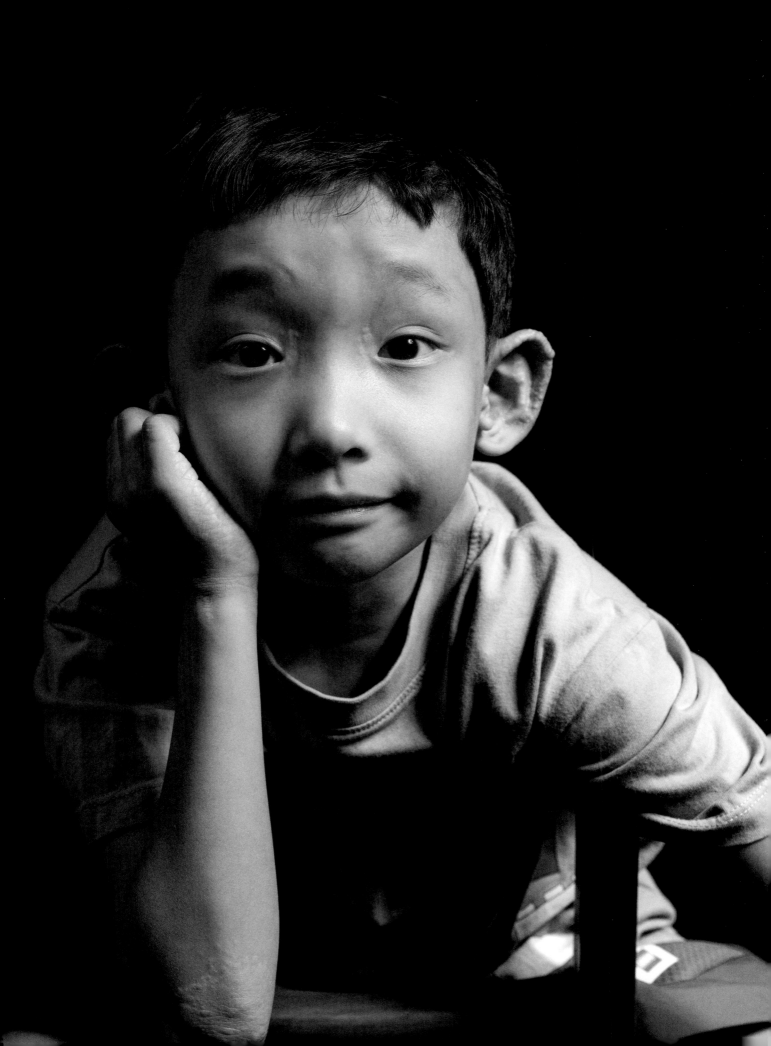

诺里病

小世界里转圈圈

诺里病（Norrie disease）是一种 X 连锁隐性遗传病，会造成盲、听力丧失以及智力发育迟缓等一系列全身病变。诺里病患者一般无早产史，双眼发病。确诊此类疾病，除上述特征性临床表现，还需结合基因检测分析。据罕见病数据库 Orphanet，截至成稿日期该病报告仅 400 余例。

石尚发育水平相当于正常孩子 2 岁。出生 3 个月确诊家族性渗出性玻璃体视网膜病变，11 岁被确诊患诺里病。双眼小眼球，小角膜，视网膜脱落，无光感。做过 3 次手术，试图修复视网膜，双眼仍旧无光感。2 岁时只有个别发音，4 岁开始会含糊说句子，语言理解能力弱。发育明显落后于同龄视力障碍儿童。不喜欢嘈杂尖锐的环境，不能同小伙伴玩耍。对声音气味敏感，小时候喜欢转圈圈，喜欢蹦跳，乐感强，节奏感好。目前在做感觉统合康复训练、语言康复训练。会自娱自乐弹自己喜欢的歌曲。

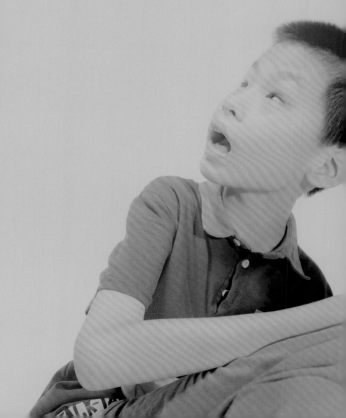

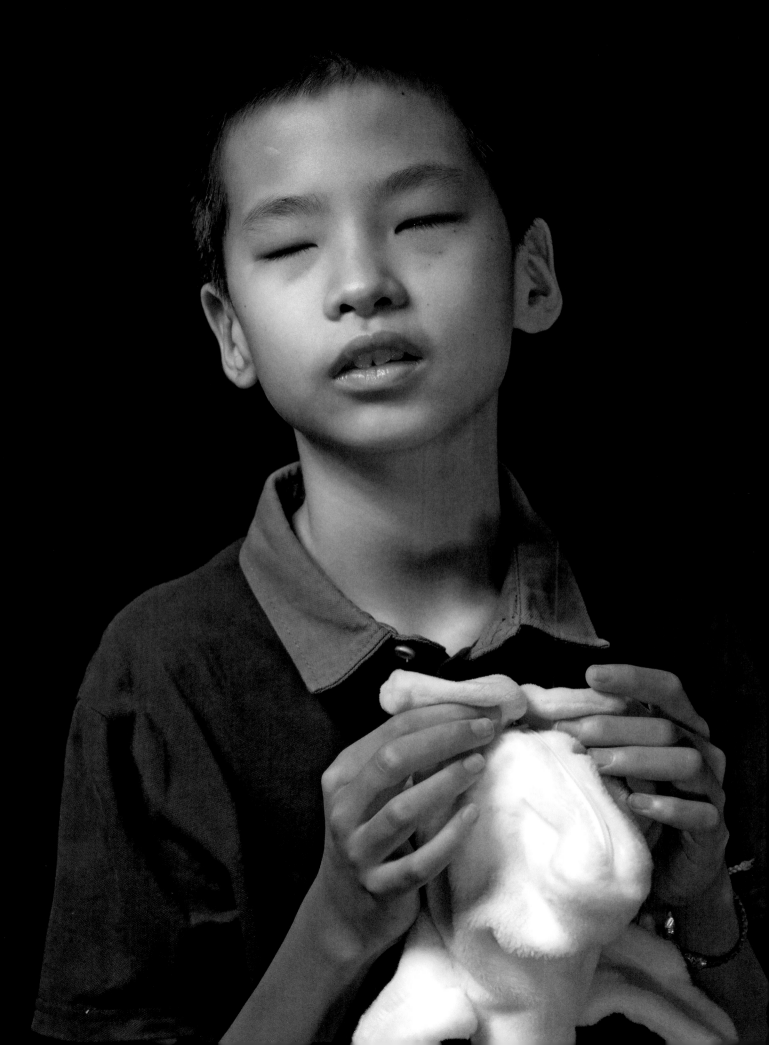

威廉姆斯综合征

李泳涵 九岁

热爱音乐的"小精灵"

威廉姆斯综合征（Williams syndrome，WS）又称 Williams-Beuren 综合征（Williams-Beuren syndrome，WBS），是一种由于 7q11.23 区域 1.5~1.8Mb 基因杂合微缺失所致的多系统异常综合征。临床以心血管疾病、特殊面容、智力低下、生长发育障碍以及内分泌异常等为特点。

李泳涵出生 1 个月时体检心脏有杂音，3 个月开始表现为发育迟缓，出生 6 个月开始康复训练，2 岁基因检测确诊威廉姆斯综合征。患有先天性心脏病和甲状腺功能减退。从上幼儿园开始，在集体环境中表现为活泼好动，情绪问题和行为问题也越发严重，智力低下、逻辑混乱使得她无法像普通孩子一样在学校收获友谊和玩伴。她所在的城市为特殊儿童提供了发展的平台，她在特殊儿童艺术团遇到了同样热爱音乐的朋友。每年她都在义诊活动中做小志愿者，希望和她一样的"小精灵"们一起快乐健康地成长！

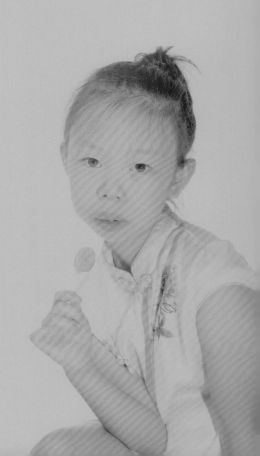

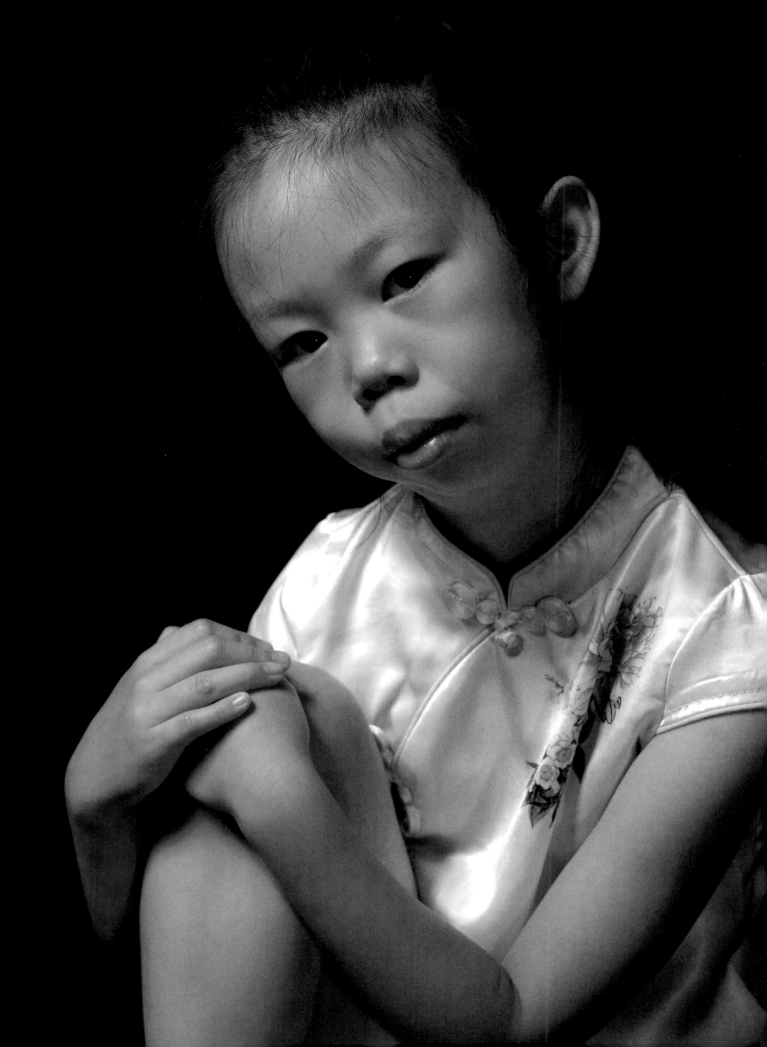

克拉伯病

张玮 三十岁

病友中的"孩子王"

克拉伯病又称为 Krabbe 病，由丹麦儿科医师 Krabbe 于 1916 年首先报道。依据其临床特点，亦称为婴儿家族性弥漫性硬化。克拉伯病为常染色体隐性遗传代谢性疾病，突变基因位于 14p。克拉伯病的基因缺陷引起半乳糖脑苷 -β- 半乳糖苷酶缺乏，是主要累及脑白质的遗传代谢性疾病。

张玮上大学时开始出现走路不协调的症状，并且逐年加剧，直到如今走路困难，需借助轮椅出行。毕业后做了多次骨科手术均不见好转，于 2018 年确诊为克拉伯病，因疾病影响无法正常工作、外出。作为克拉伯病为数不多的成人患者，张玮每年都会参加一些罕见病公益活动，目前在一家汽车零件制造企业做助理工程师。

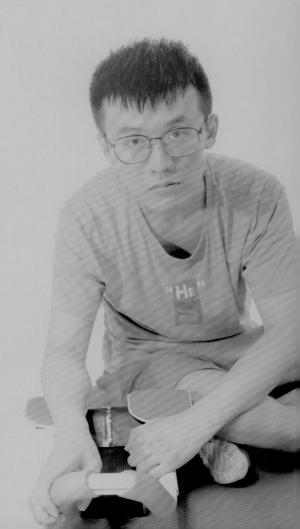

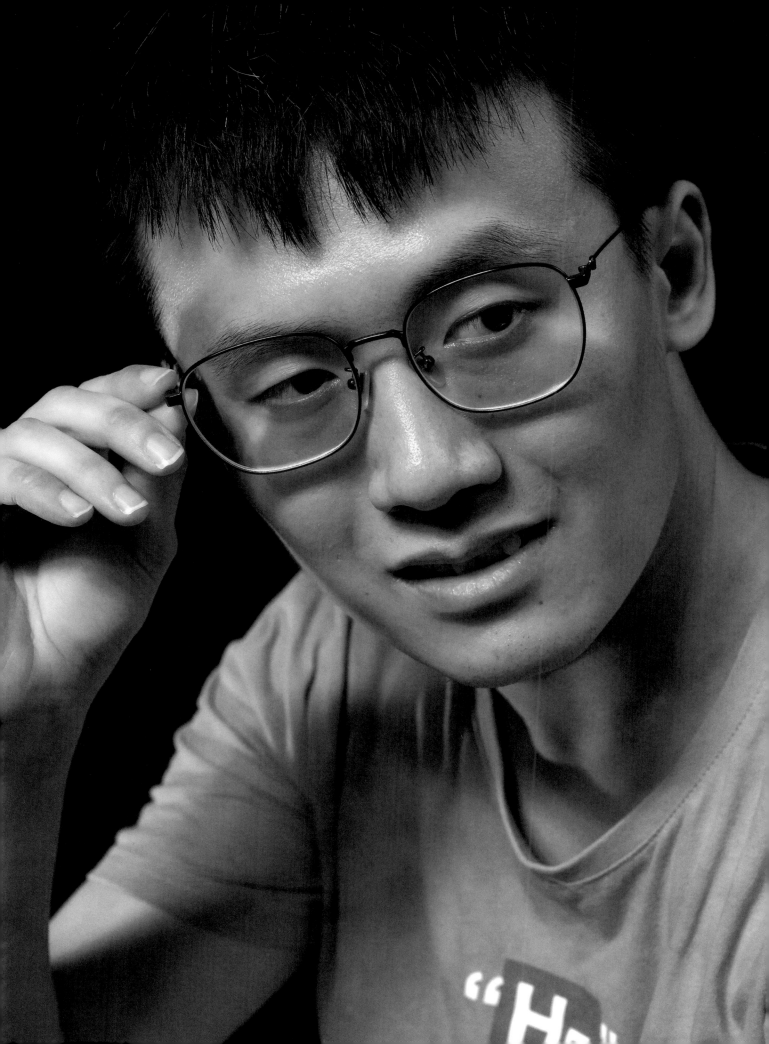

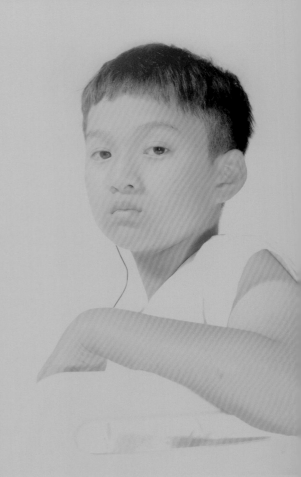

Usher 综合征

听见、看见、感受世界

Usher 综合征又称遗传性耳聋 - 色素性视网膜炎综合征、视网膜色素变性 - 感音神经性耳聋综合征、听障伴视网膜色素变性综合征等。是以先天性感音神经性聋、渐进性视网膜色素变性而致视野缩小、视力障碍为主要表现的一种常染色体隐性遗传性疾病，具有遗传异质性。据罕见病数据库 Orphanet，该病发病率为 1/100 000~9/100 000。

王班洛出生时听力筛查通过，但 42 天体检时未通过，目光不追视，发育迟缓。半岁确诊为感音神经性聋，合并中枢神经协调障碍。1 岁植入人工耳蜗，后家人带孩子在上海、南京两地进行长达 5 年的运动和语言康复。4 岁起可以独立行走，但经常摔跤，同年进入普通幼儿园。随后孩子一直在普通学校就读，学业表现优异。孩子 8 岁时报告眼内有"洞"，后经检查确诊视网膜色素变性。经基因复检，确诊 *MY07A* 基因异常，厄舍综合征 B 型。孩子所有症状均为该基因异常表现。这是一个天真无邪、鲜活真实、充满想象力的孩子。他热爱阅读，童书阅读量在 2 000 册以上，他喜欢科学、诗歌，会用质朴的语言表达真挚的感情。

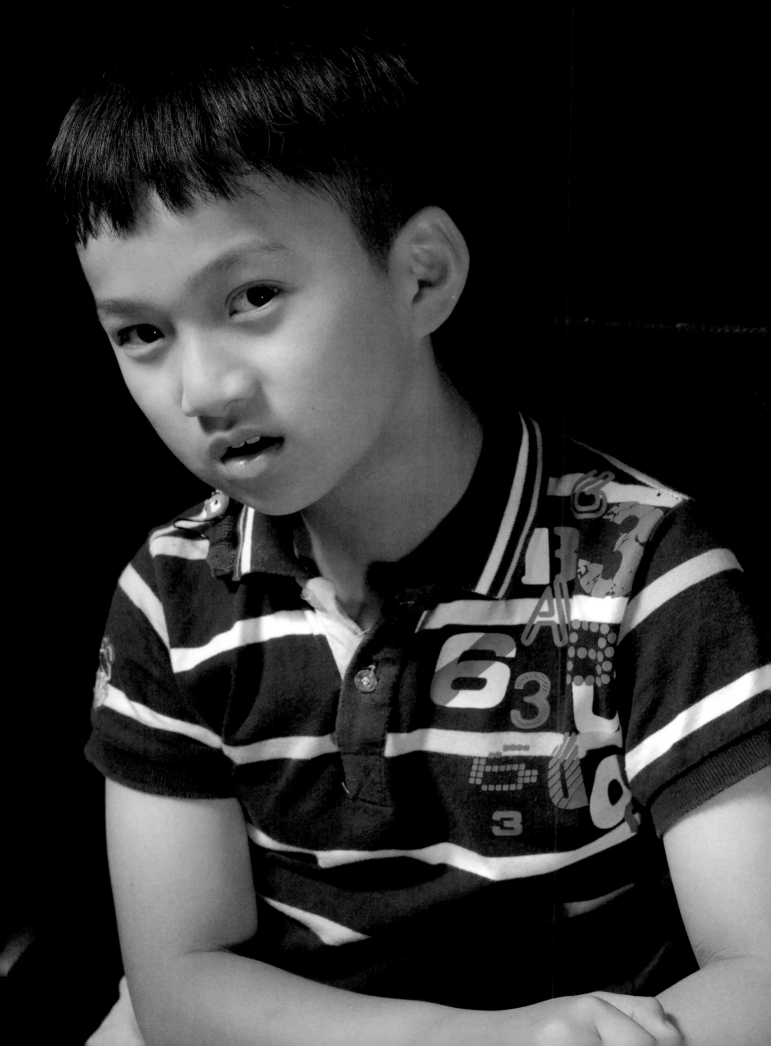

原发性免疫缺陷

与免疫缺陷战斗的战士

原发性免疫缺陷（primary immunodeficiency）是一组与遗传相关的疾病，常出现反复感染，严重威胁生命。按免疫缺陷性质的不同，可分为体液免疫缺陷为主、细胞免疫缺陷为主以及两者兼有的联合性免疫缺陷三大类。此外，补体缺陷、吞噬细胞缺陷等非特异性免疫缺陷也属于本组。我国各类原发性免疫缺陷病的确切发病率尚不清楚，其相对发病百分率大致为：体液免疫缺陷 50%，细胞免疫缺陷 10%，联合免疫缺陷 30%，吞噬细胞功能缺陷 6%，补体缺陷 4%。

尹立出生 6 个月后反复感染，先后患有中耳炎、鼻窦炎、肺炎、慢性支气管炎等，在确诊与治疗等过程中，关节等器官都有不同程度的不可逆损伤，接连做过 18 次骨关节置换、清创等大大小小的治疗。父母也尽了自己最大的努力，让其长期在医疗条件相对更好的城市接受治疗，但现在依然无法生活自理。作为原发性免疫缺陷患者自发性患者组织的志愿者，尹立组织参与了多项公益活动，主要负责宣传工作。原发性免疫缺陷疾病诊断与治疗目前仍处于不断发展过程中，需要有人去开疆拓土：尹立一直在用自己的方式，尝试为所有有免疫缺陷的弟弟妹妹们打开一条畅通诊疗的道路。

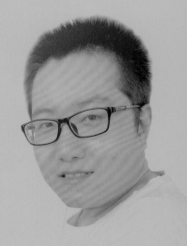

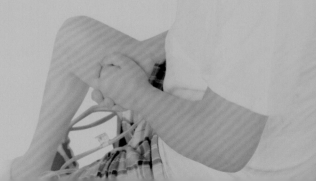

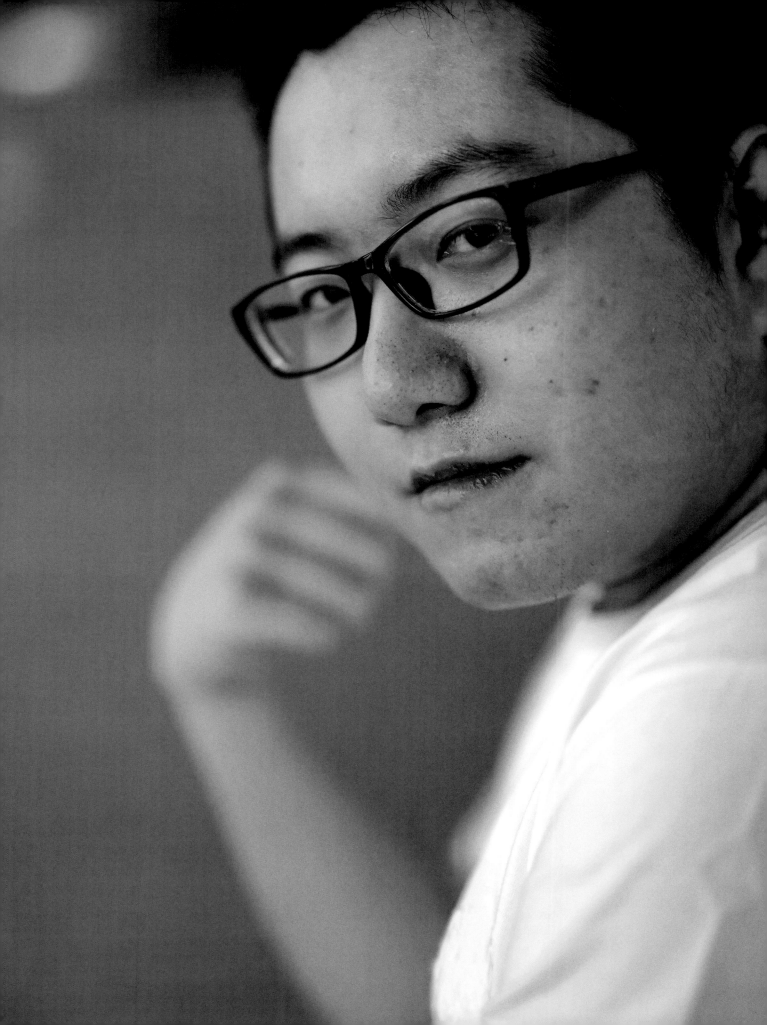

非典型溶血性尿毒症

当花季少女遇上罕见病

非典型溶血性尿毒症（atypical haemolytic uraemic syndrome，aHUS）是一种以微血管病性溶血性贫血、急性肾损伤和血小板减少三联征为主要临床特点的综合征。aHUS 发病率约为 7/1 000 000，先天性补体旁路途径异常活化是 aHUS 的主要致病机制，多数患者有补体相关因子的基因突变，病情易反复，预后较差，25% 的患者在急性期死亡，50% 以上发展为终末期肾病。传统上可供选择的治疗 aHUS 患者的方式仅限于支持治疗，即便接受了最佳的支持治疗，仍有半数以上的患者在首次出现 aHUS 临床表现后的需长期接受肾脏透析治疗。新型药物补体抑制剂是针对疾病的发病机制发挥作用，抑制补体系统异常活化，控制疾病进程，降低致死率和致病率来改变患者的生活，但价格十分高昂。目前该病有特效药物，药品名为依库珠单抗，已于 2023 年 12 月纳入国家医保药品目录。

刘畅 24 岁突发疾病，辗转 3 家医院，确诊为 aHUS。病情严重，数次病危，脱离急性期后病情多次反复，长期、高频率输注血浆并大量使用免疫抑制剂，用以控制病情，免疫能力极差，肾功能受损严重。2022 年 12 月，特效药依库珠单抗在国内上市；2023 年 3 月，刘畅开始接受药物治疗。药物价格昂贵，全家竭尽全力支持她用药。目前她的病情得到控制，正在逐步恢复，在家人的帮助下，尽量争取正常生活。

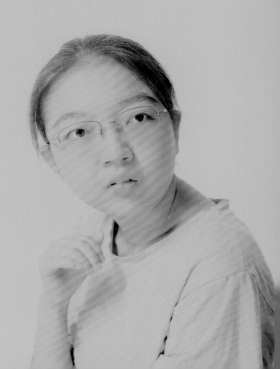

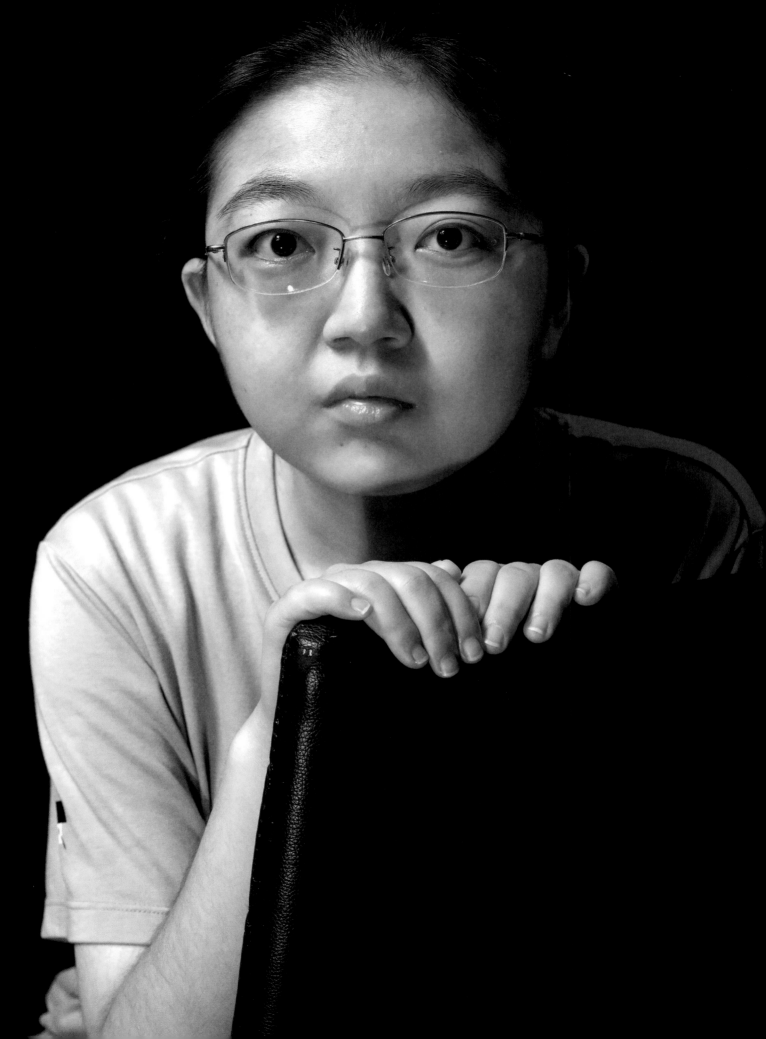

亨廷顿舞蹈病

韩爱华 五十八岁

致命的"舞蹈"，特别的心愿

亨廷顿舞蹈病是一种罕见的常染色体显性遗传病，一般在中年发病，出现运动、认知和精神方面的症状。临床特点有舞蹈样不自主的动作，精神行为障碍和认知功能损害。目前治疗该病的药品——氘丁苯那嗪片，已纳入国家医保药品目录。

韩爱华确诊于 1999 年。从 1997 年开始出现情绪不稳、寡言少语，有抑郁倾向，并逐渐出现身体不协调、走路常跌倒、无法说话等症状。2010 年开始卧床，失去意识，不认识人。20 年多来，丈夫一直无微不至地照料着妻子。他们有一个心愿，希望在爱华去世后将遗体捐献给科研机构，为治疗亨廷顿舞蹈病作贡献。目前患者已不再服用治疗亨廷顿舞蹈病的药物，只吃感冒药等常见药。

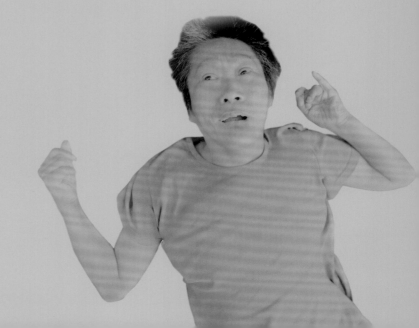

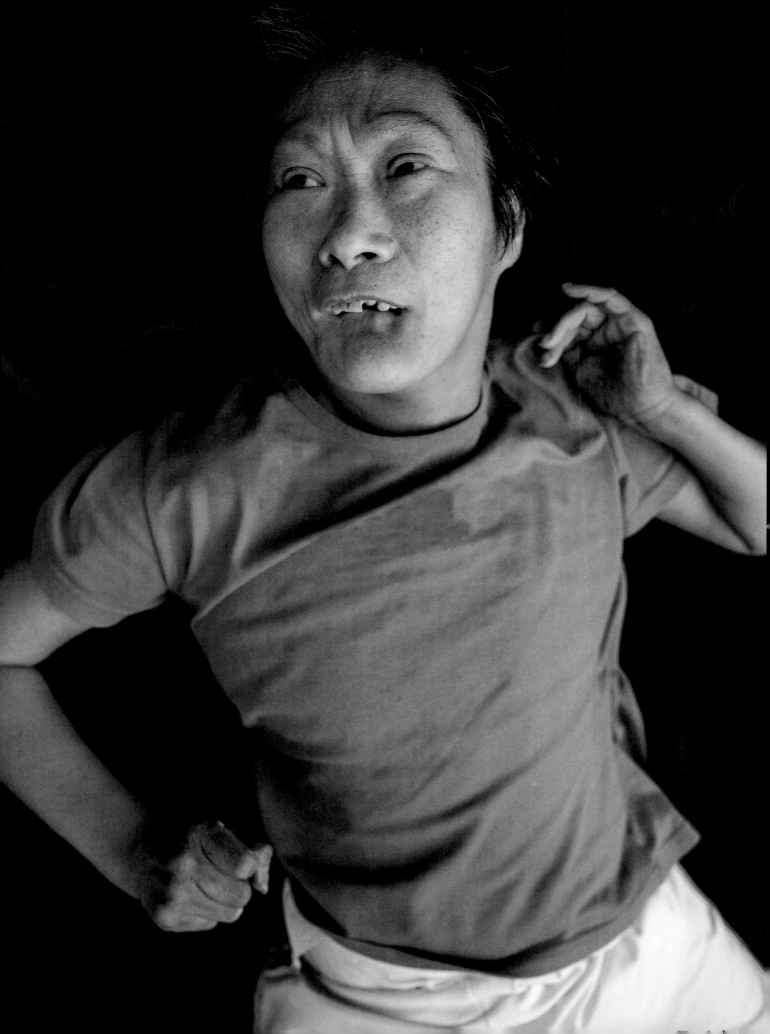

后记

罕见病，大多数人都不知道，也很少有人关注。知道罕见病的人，大多数也仅仅知道罕见病的概念。我希望，通过这百位罕见病患者的影像，能够让人们对罕见病有一个具象的认识。我希望，通过我的镜头，能够让社会更加关注、关爱和关心罕见病患者。

在拍摄手法上，我不想去突出罕见病患者残缺的一面和糟糕的生活状态，而是要把他们拍得很美，以反映他们积极向上的生活态度，在坦然面对疾病时所展现出的精神面貌。在拍摄这百位罕见病患者的过程中，我除了了解到他们的痛苦和难处，更多的是感受他们面对疾病坦然的态度和追求美好生活的精神。这令我非常感动，也是我坚持拍摄的动力。

从 2021 年 7 月 6 日拍摄第 1 位患者，到 2023 年 8 月 28 日拍摄第 100 位患者，历经两年多的时间，足迹遍及北京、河北、山东、上海、浙江、江苏、湖北、云南、四川等省市，从城市到农村，深入到每个罕见病患者的家庭。在这里，我首先对这 100 位罕见病患者及其家人的配合、支持和付出表示感谢！

同时，我要感谢中国罕见病联盟的李林康先生及其同仁、北京病痛挑战公益基金会的王奕鸥女士及其同仁，他们参与了整个项目的策划、参与了全部患者的拍摄，为本项目提供了资金和人力的支持。也感谢人民卫生出版社全力以赴的编辑出版。正是我们共同的努力，才使得这本画册能够呈现在大家的面前。

这本画册只是我们共同关注罕见病患者的一部分，我们还以影展的形式，进一步向社会展示罕见病患者的面貌，也希望大家多多关注。每一个患者背后都有一个伟大的家庭，都有一段难忘的故事。让我们一起，通过镜头去认识那些不平凡的生命。

———

熊先军

2023 年 12 月 30 日

图书在版编目（CIP）数据

生而不凡：百位罕见病患者影像 / 熊先军摄影；
中国罕见病联盟，北京病痛挑战公益基金会组织编写．
北京：人民卫生出版社，2024.9. -- ISBN 978-7-117-
36892-6

I. J423

中国国家版本馆 CIP 数据核字第 2024TZ1964 号

生而不凡——百位罕见病患者影像
Sheng Er Bufan——Baiwei Hanjianbing Huanzhe Yingxiang

摄　　影	熊先军
组织编写	中国罕见病联盟
	北京病痛挑战公益基金会
出版发行	人民卫生出版社（中继线 010-59780011）
地　　址	北京市朝阳区潘家园南里 19 号
邮　　编	100021
E - mail	pmph @ pmph.com
购书热线	010-59787592　010-59787584　010-65264830
印　　刷	天津市银博印刷集团有限公司
经　　销	新华书店
开　　本	889×1194　1/16　印张：14
字　　数	388 千字
版　　次	2024 年 9 月第 1 版
印　　次	2024 年 10 月第 1 次印刷
标准书号	ISBN 978-7-117-36892-6
定　　价	168.00 元

打击盗版举报电话　010-59787491　　E- mail　WQ @ pmph.com
质量问题联系电话　010-59787234　　E- mail　zhiliang @ pmph.com
数字融合服务电话　4001118166　　　　E- mail　zengzhi @ pmph.com